しんどいな……
が続く人のための

更年期の「不安」をなくす本

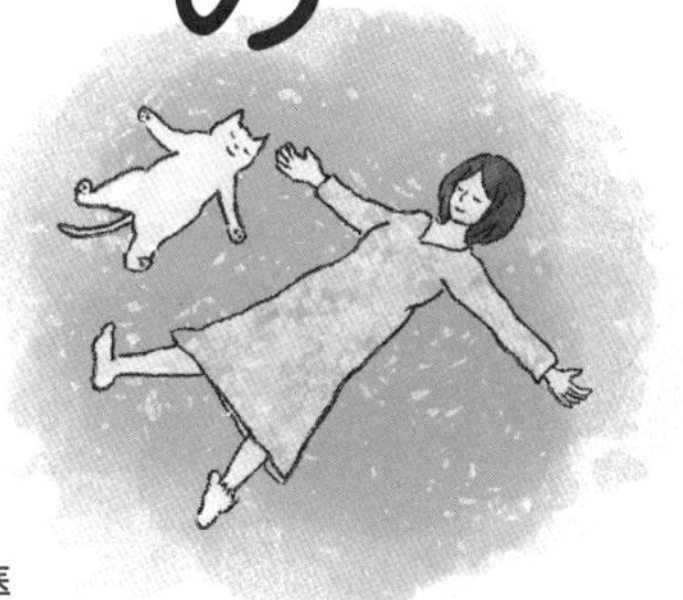

医学博士・産婦人科医
善方裕美
Yoshikata Hiromi

永岡書店

はじめに

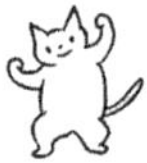

「更年期ってツラそう……」「更年期になるのが怖い」。この本を手に取ってくださった方が、これから更年期を迎える年代であれば、きっと不安を払拭したいと思っていらっしゃることでしょう。そして、まさに今、気になる不調が現れている方にとっては、「これって、更年期症状なの？　どうしたらいいのかしら……」と、解決策を知りたいと考えていらっしゃると思います。『更年期障害』という病気が世の中に広く認知されるようになったのは、大変すばらしいことなのですが、ホルモンの採血検査やＣＴなどの画像検査で診断される病気ではないために、状態がわかりにくいという現実があります。そのせいで、余計に不安が高まったり、不調をガマンしすぎたりということになってしまうのかもしれません。

　更年期障害のファーストケアは、まず「知ること」です。どうして更年期症状が出るのか？　その症状を和らげる方法はあるのか？　それを心得たうえで、自分でできるセルフケアを始めましょう。私のクリニックで診させていただいている更年期の患者様も、まずはじめにカウンセリングでご自身の状態を把握していただき、取り組めることを一緒に考えています。その作業を、まずはこの本でおこなってみてくださいね。

ちょっと四方山話《よもやまばなし》をさせていただきます。歴史的に昭和時代は「女性は子どもを産み育てて家を守るべき」という社会的な一般通念がありました。良妻賢母がよしとされていた時代です。そこに生まれ育ったのが、今、更年期後半あたりの世代。女性の社会進出が推し進められ、男性に負けないぞ！　と勉強、スポーツを頑張る一方、男性目線のセクシャリティがメディアにあふれているために男性から美しい女性と思われるように振る舞わなくてはいけないという、本当に苦労の多い時代（と思っているのは私だけかもしれないけれど……）でした。そんな時代背景があるからかもしれませんが、ちょっと前の更年期世代は、若くてピチピチした女性がよいと思っているふしが強かったように思います。若い女性がもてはやされることへの嫌悪感と闘いながら、子どもとダンナ様のために、自分を犠牲にして我慢して頑張って、強い精神力でなんとか乗り切る。そんな、涙なくしては語れないような時間をすごしてこられたのではないでしょうか。でも、最近、潮目が変わってきたような気がしています。これから更年期に入る30代後半~40代では、ジェンダーレスが定着してきていて、世代や性別を超えて評価しようとする雰囲気を感じます。メディアでも、素敵な人として更年期世代を取り上げる傾向が出てきていますし、高齢者のカッコいいファッションや生活スタイルに対して、普通にあこがれの気持ちを持つ人も増えていると思います。更年期からは人生の深みを楽しめる時期です。「閉経したら、オンナでなくなる……」そんなふうに考えないで、「閉経は生殖からの解放」と認識して、体と気持ちを解き放つ気分で切り替えていきましょう。

さて、2022年に世界保健機関（WHO）は「閉経」に関するファクトシートと社会が理解することの大切さを発表しました。今や、閉経にまつわる障害について知ることは、当事者の問題にとどまらず、女性も男性も、老いも若きも、社会全体に求められています。これは、環境因子が更年期障害の原因の一つとして挙げられるからです。自分で対処するだけではダメで、みんなで理解し合うことがとても大切なのです。家庭でも、職場でも、女性の更年期に起こりやすい症状について、まず知ること。更年期症状の強さやしんどさは人それぞれなので、本人が特に気にならなければ普通に接し、つらいなら我慢せずにスッと周囲にいい出せるような雰囲気づくりができるとよいですね。先日、健康経営の一環で更年期の講演会をしにうかがった大手スポーツメーカーでは、20代の女性も男性もたくさん参加されていて、講演のあとおこなったグループワークでは「更年期の症状がつらい人への周囲の対応」について、真剣なまなざしで討論してくださいました。後日、講演会担当者より「更年期っていう言葉を出しやすい雰囲気になりました！」と聞き、こういうことが相互理解につながるんだなと実感しています。

女性も男性も、これから更年期に入る方も、まだまだ先の方も、この本で更年期について知っていただき、これからの人生を、豊かで楽しいものにするためのよいヒントを見つけていただければと心より願っております。

善方裕美

これってもしかして更年期の症状？

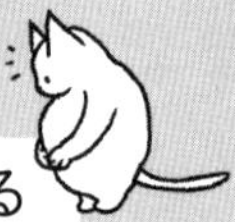

太った気がする

モヤモヤ

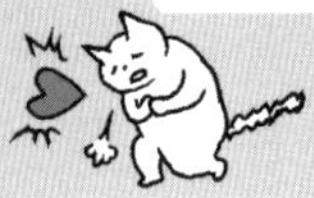

動《どう》悸《き》・めまい

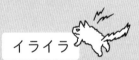

デリケートゾーンの
においが気になる

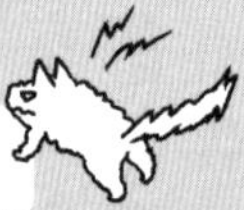

イライラ

薄毛・白髪

私って今、
更年期なの？

そもそも更年期ってなに？

こんな症状ありませんか？

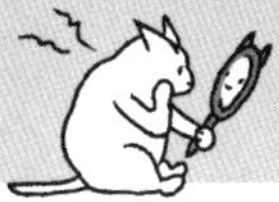

顔がほてる

お肌の乾燥

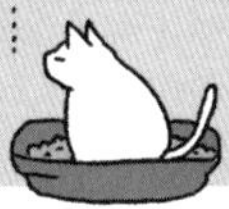

尿もれ・頻尿

汗をかきやすい

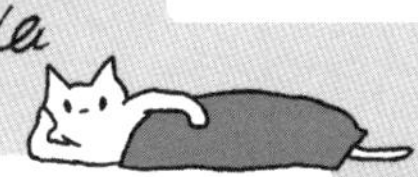

寝つきが悪い

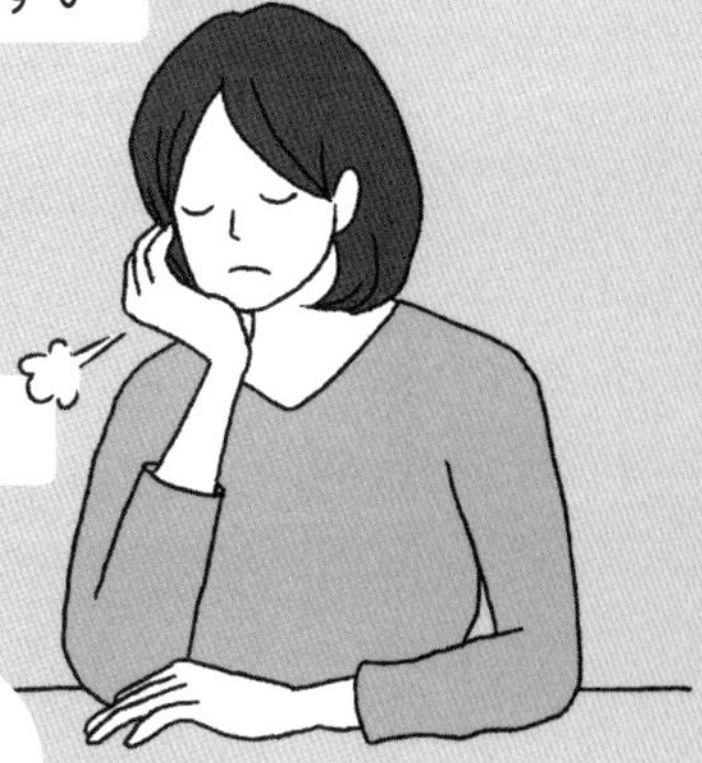

性交痛

なんとなく
毎日、不調
周囲の人につらさを
わかってもらえない

どんなタイミングで
病院に行けばいい？
副作用は？

「更年期」を必要以上に怖がらなくても大丈夫です

卵巣機能が低下する更年期には、女性ホルモン「エストロゲン」の分泌量が低下して、さまざまな症状に見舞われることがあります。

でも、必要以上に怖がらなくても大丈夫。更年期の症状には、セルフケアや治療法がたくさんあります。気になる不調の原因や対処法を正しく知ってケアすれば、すこやかなアフター更年期にもつながります。

この本ではさまざまな

治療法や対処法を紹介していきます

- ホルモン補充療法（HRT）
- 漢方薬
- 食事・運動・睡眠などのセルフケア
- カウンセリング
- サプリメントなどの代替療法

など

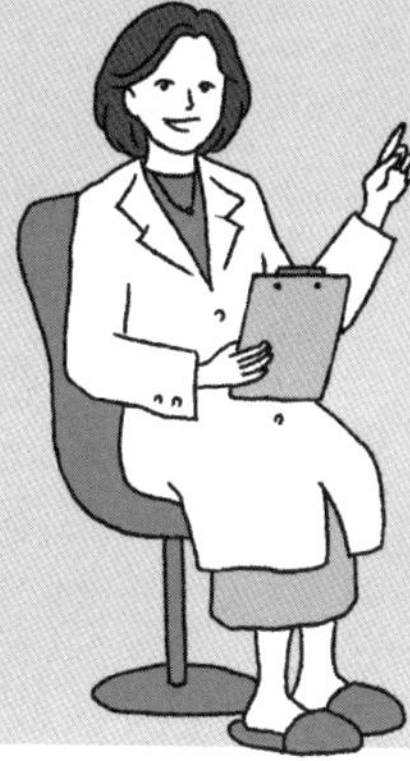

この本を監修したのは……

よしかた産婦人科・院長
横浜市立大学産婦人科　客員准教授の

善方裕美先生

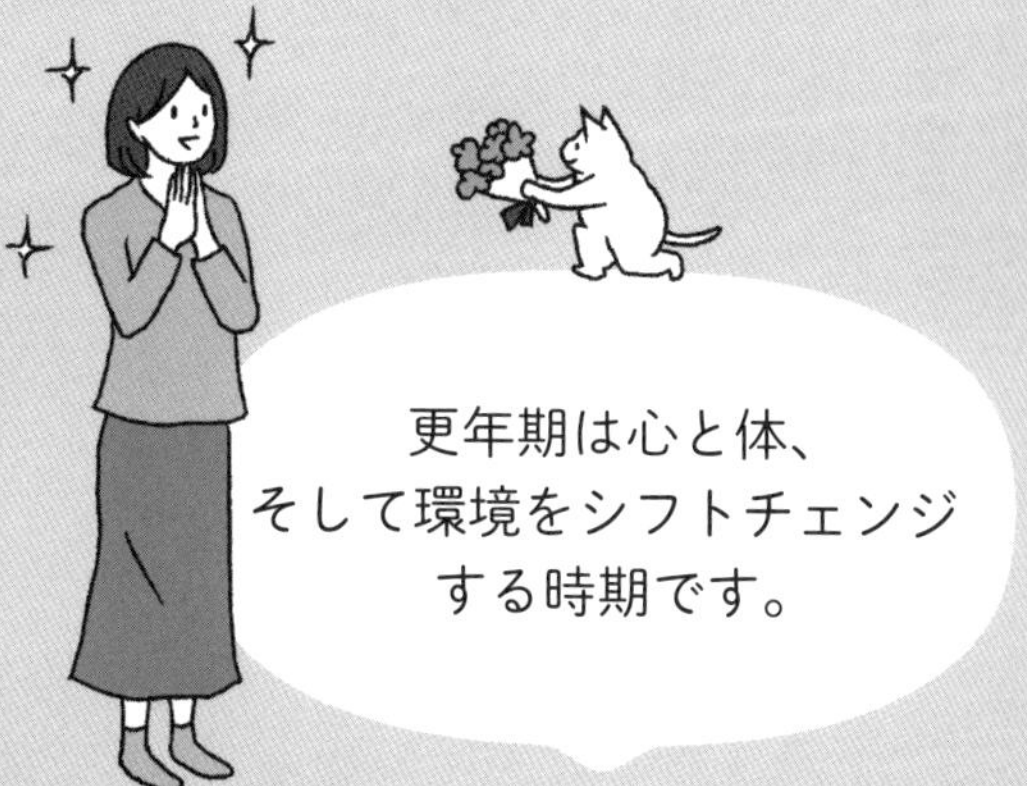
更年期は心と体、
そして環境をシフトチェンジ
する時期です。

CONTENTS

第2章 さまざまな更年期の症状

CONTENTS

第3章 婦人科との上手な関わり方

CONTENTS

第4章 「更年期」のセルフケア

CONTENTS

第5章 「アフター更年期」にそなえて

第 1 章

「更年期」ってなあに？

「今、私は更年期なの？」女性の体や心は、
ライフステージに応じて女性ホルモン
「エストロゲン」の影響を受けながら変化していきます。
この章では更年期や月経、
そして閉経についてくわしくお話ししていきます。

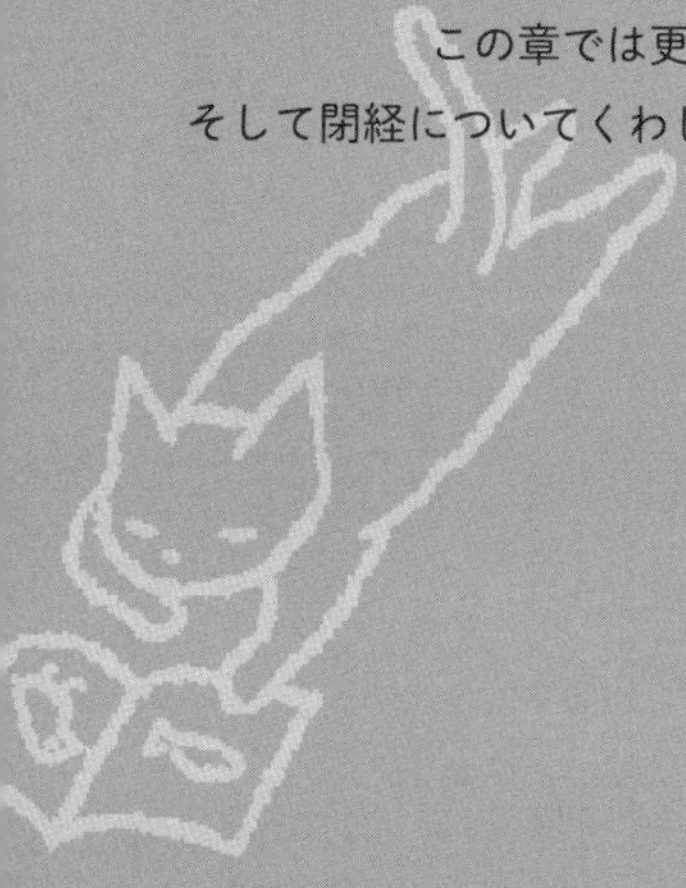

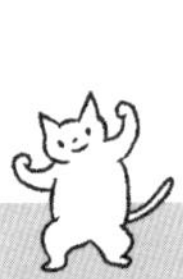

まずは、セルフチェックをしてみましょう

「私のこのツラ〜い症状、更年期のせい？」
「これって病院に行ったほうがいいのかなあ……」

今、この本を手に取ってくださっている方の中には、そんなモヤモヤを抱えている方もいるかもしれませんね。モヤモヤを解消するためにも、**今、自分がどのような状況なのか、客観的に確認する**ことから始めてみましょう。

最近2週間以内の様子を振り返りながら、ご自身の不調のレベルを「強」「中」「弱」「無（なし）」の4段階で、思い当たる症状に丸をつけてください。

最後に点数を合計して、症状の度合いを判断します。

簡略更年期指数チェックリスト SMIスコア

症状	強	中	弱	無	点数
①顔がほてる	10	6	3	0	
②汗をかきやすい	10	6	3	0	
③腰や手足が冷えやすい	14	9	5	0	
④息切れ、動悸がする	12	8	4	0	
⑤寝つきが悪い、眠りが浅い	14	9	5	0	
⑥怒りやすく、イライラする	12	8	4	0	
⑦くよくよしたり、憂うつになる	7	5	3	0	
⑧頭痛、めまい、吐き気がよくある	7	5	3	0	
⑨疲れやすい	7	4	2	0	
⑩肩こり、腰痛、手足の痛みがある	7	5	3	0	
	合計点				

（判断の目安）
・毎日我慢ができないくらいつらい→「強」
・なんとか症状をしのいですごせる→「中」
・症状はあるがあまり気にならない→「弱」
・まったくない→「無」

（＊1）

更年期指数の自己採点の評価法（合計点）

0〜25点：上手に更年期をすごしています

26〜50点：食事、運動に注意を払い、生活様式などにも無理をしないようにしましょう

51〜65点：更年期症状について、医師の診察、生活指導、カウンセリングを受けることをおすすめします

66〜80点：更年期障害の疑いがあります。専門医の診察、計画的な治療を受けることをおすすめします

81〜100点：症状に合わせて各科の精密検査を受け、なるべく早く専門医の診察を受けるようにしましょう

（＊1）

いかがでしたか？

このチェックリストは、「ＳＭＩスコア（Simplified Menopausal Index／簡略更年期指数）」と呼ばれているもので、女性の更年期症状を数値化する手段として、国内のクリニックなどの医療機関で広く使われています。

このＳＭＩスコアは、更年期の女性が医療機関を受診する目安などを一定の方法で評価したもので、一般的に１００点満点中「51点以上」の方は、一度は婦人科に相談してほしいレベルといわれています。ただし、必ずしも点数が高いからといって、「あなたは更年期障害ですね！」と診断されるものではありません。あくまで目安として見てくださいね。

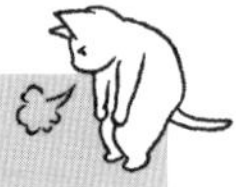

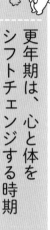

更年期は、心と体をシフトチェンジする時期

「更年期」と聞くと、なんだかドヨ～んとしていたり、常にイライラしている、といったネガティブなイメージがあるかもしれませんね。

いまだに、「ほらあの人、更年期だからイライラしてるのよ」などといった心ない言葉を口にする人も残念ながらいます（本当に失礼しちゃいますね）。

また、「恥ずかしくて周囲に打ち明けられない」「ツラさをわかってもらえない」と誰にも相談できず、ひとりで悩みを抱える方も少なくありません。

「更年期になると、みんなが体の不調を感じるの？」と心配する方もいますが、実はそんなことはありません。

厚生労働省のデータによれば、更年期特有の症状が「つらい」と感じる人は

50代で約38％だったという調査もあります。更年期障害についてはのちほどくわしくお話ししますが、「それほどつらくないわ〜」と感じている方も、半数以上いるということです。逆に「更年期にしんどくならないようにアレもコレも備えなくちゃ！」と気負いすぎてしまうと、かえって疲れてしまうことも……。

更年期を必要以上に怖がらなくても大丈夫。

この本では、更年期の時期に私たちの体に起こるさまざまな症状を医学的な知見をふまえてお話ししていきますが、まずみなさんに知ってほしいのが、**更年期とは「自分の体と気持ち、環境をシフトチェンジする時期」**ということです。

これまで家事や育児、仕事をバリバリと頑張って走り続けてきた人は、少しペースを落としてプライベートを優先してみたり、ありとあらゆることに興味を抱いて手当たり次第、チャレンジしてきた人は、「これぞ！」と思う対象にじっくり取り組むようにしたり、更年期はこれまでの生活や自分のやり方を見直して、変わっていく時期なのです。

更年期の時期は、これまでのような馬力が出ないこともあるかもしれません。私も「体がだるくて重い～」「やる気が出ないなあ」なんて日も多々あります（笑）。けれど、この時期は「今、私は更年期なのだから、これまでの7割できれば上出来♪」と自分を慈《いつく》しむ……そんな心構えも大切です。

もちろん日常生活がままならないほどの不調があるなら、そこは私たち医師の出番です。適切な治療や対処法で症状を改善している先輩がたくさんいます。

私たちが抱く不安とは、往々にして「わからないから不安」ということも多いですよね。更年期にまつわる不安も同じです。**更年期特有の症状や適切な対処法・治療法を正しく知る**ことで「こういうときには、こう対処すればよいのだな」と自分の体を守れるようになってくるはずです。まずは、更年期の体の変化や症状を正しく知ることで、今のモヤモヤを手放していきましょう。

年代別　更年期障害の可能性（単数回答）

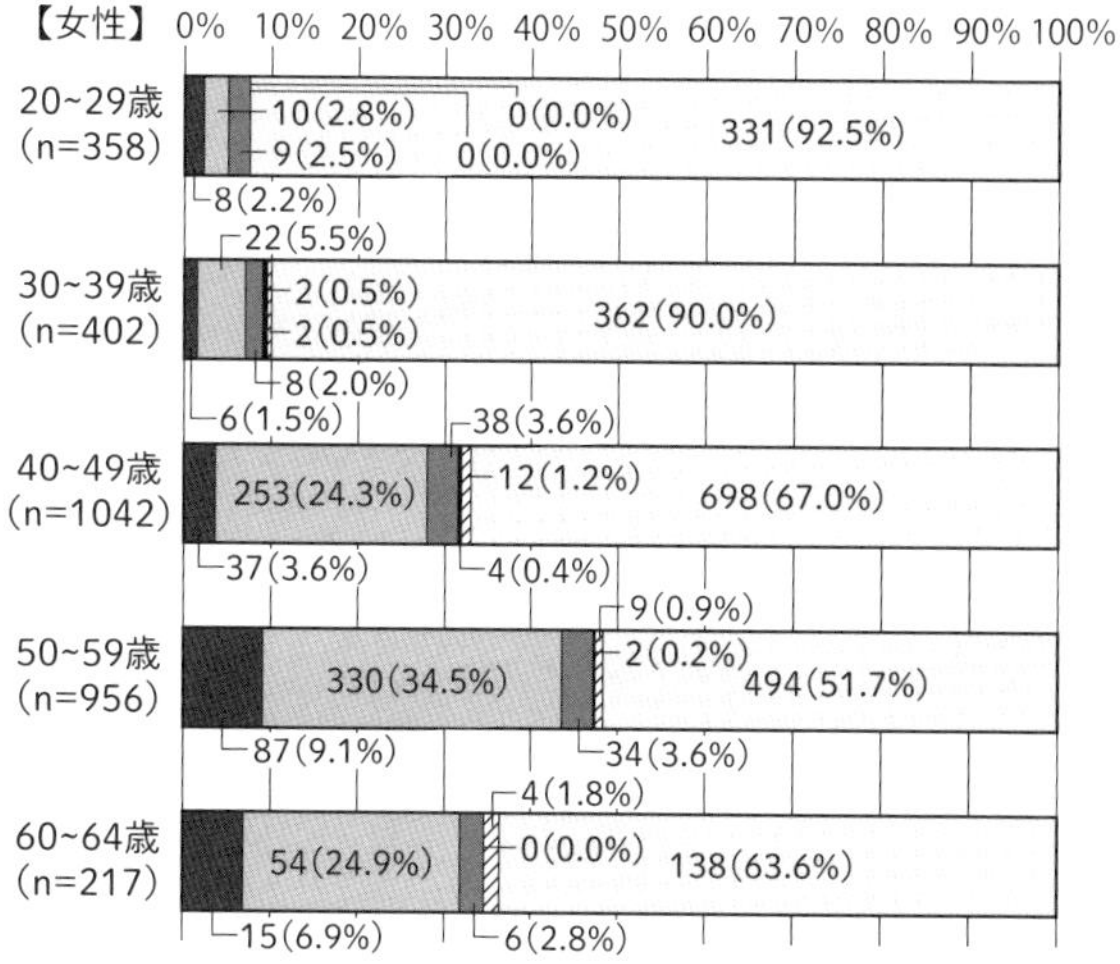

- 医療機関への受診により、更年期障害と診断されたことがある／診断されている
- 医療機関を受診はしたことがないが、更年期障害を疑ったことがある／疑っている
- 自分では気づかなかったが、周囲から更年期障害ではないか、といわれたことがある
- 別の病気を疑って医療機関を受診したら、更年期障害の可能性を指摘された
- その他
- 考えたこと／疑ったことはない

（注）%表示の小数第２位を四捨五入しているため、合計が100%にならない場合がある。

（注）「診断された」「疑ったことがある」には、過去に診断された・疑ったケースが含まれる。

（＊2）

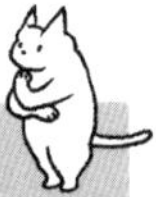

私は今、更年期なの？

これまで、更年期や閉経といった話題を人前で出すことはタブー視される風潮がありましたが、最近では、テレビや雑誌でも「更年期」についての特集が多く組まれていますね。けれど、まだまだ「更年期症状」と「更年期障害」の違いを知らなかったり、「そもそも更年期って？」と疑問を抱いている方も多いと思います。

ここではまず、更年期の定義をお話ししていきますね。

年齢を重ねることで卵巣の機能が止まり、女性ホルモン「エストロゲン」がほとんど分泌されなくなると、月経（いわゆる生理）がなくなります。箇単にいえば、閉経は卵巣が寿命を迎えて、天国に旅立ってしまうことです。最後の月経から1年間、月経がなければ閉経とみなします。逆に、「半年間、月経はなかったけど、今月は月経が来たわ」という状態は、まだ閉経とはみなしません。また、「さぁ、今回が人生ラストの月経ですよ！」といった体からのお知らせがあるわけでもありません。

更年期は閉経をはさんだ前後5年間

医学的には、この閉経をはさんだ前後5年の計10年間が「更年期」と定義されています。日本人の閉経の平均年齢が約50歳といわれていますから、およそ45歳〜55歳が「更年期」にあたります。

ときどき「私には更年期がなかったわ〜」というご婦人もいらっしゃいますが、おそらく、「更年期障害や更年期特有のつらい症状がなかったわ」ということでしょう。この「更年期」という言葉は、症状の有無にかかわらず、女性なら人生の中で誰でも通る一定の期間を指す言葉です。

何歳で閉経を迎えるかは人によって違いますし、中には40代前半から更年期が始まる人もいます。日本産科婦人科学会では「40歳未満での無月経」を早発卵巣不全といい、状況に応じて、婦人科での治療が必要になります。

自分がいつ更年期に差しかかったのかは、閉経したあとにわかること。更年期には、「さあ、今日からあなたの更年期が始まりましたよ！」という明確なスタートがないので、これもみなさんの更年期へのイメージをモヤモヤさせている一因なのかもしれませんね。

「更年期」の考え方

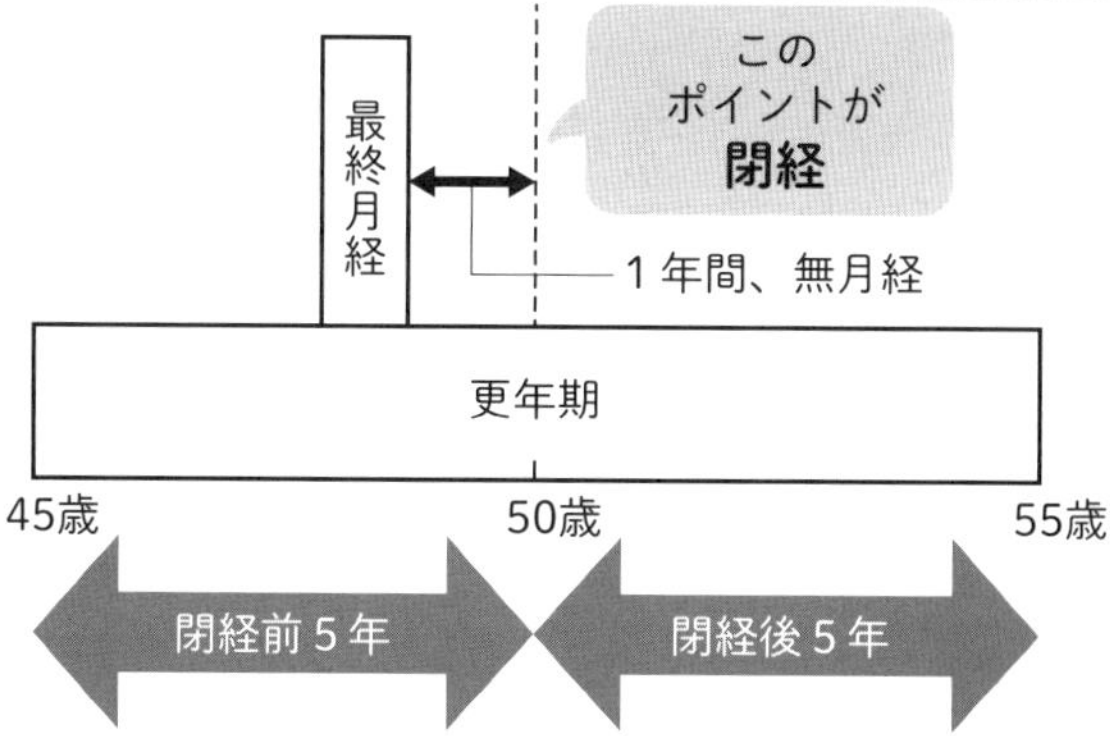

※年齢は目安

1年間、無月経だと「閉経」。つまり、50歳ですでに「更年期5年生」となります。更年期＝症状の有無にかかわらず、女性なら誰でも通る期間のことです。

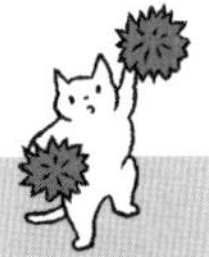

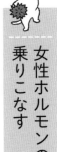

女性ホルモンの「波」を乗りこなす

女性の体や心は、ライフステージに応じて女性ホルモン「エストロゲン」の影響を受けて、変わっていきます。

エストロゲンは卵巣機能が活発な「思春期」から分泌量が増えていきます。思春期は脳や子宮の連携が整っていないため、排卵しないまま月経が来たり（これを無排卵月経といいます）、月経の周期も不安定だったりします。

やがて20代～30代前半になると、女性ホルモンの分泌がもっともさかんな「性成熟期」を迎えます。この時期は脳と卵巣、子宮のホルモンの連携が存分に発揮できるので、「妊娠適齢期」とされています。

自分の「現在地」の確認が大切

そのあと、30代後半になると卵巣機能が少しずつ衰え、エストロゲンの分泌が減り始めます。そして「更年期」にさしかかると、卵巣機能はさらに低下して、エストロゲンの分泌は急激に減少していきます。

やがて、エストロゲンの分泌が乏しい「老年期」と呼ばれる時期が続きます。これが女性ホルモンの「大きな波」です。

ちなみに閉経しても、エストロゲンの量はゼロにはなりません。閉経前はおもに卵巣でエストロゲンが分泌されますが、老年期でも副腎皮質《ふくじんひしつ》から分泌されたホルモンが脂肪組織で女性ホルモンに変換されるので、血液中には少量のエストロゲンが存在し続けるのです。

この「大きな波」で見ると更年期には、エストロゲンの量は急激に減ってはいるものの、常に一本調子で下がり続けているわけではありません。日によって卵巣が頑張ってエストロゲンを分泌したり、そうでなかったりという**「ゆらぎ」を繰り返し、下がり続けている**のです。空なら乱気流、海なら大荒れの嵐のような「ユラユラざっぶーん」というイメージです。

この一生の大きな波は人間の生物学的プログラム、いわば逃れられない宿命です。毎日をすこやかにすごすためには、この**女性ホルモンの波をうまく乗りこなすことが肝心**。そのためにもまずは今、自分が「大きな波」のどのあたりにいるのか、「現在地」を確かめることが大切になってくるのですね。

女性の一生におけるホルモンの波

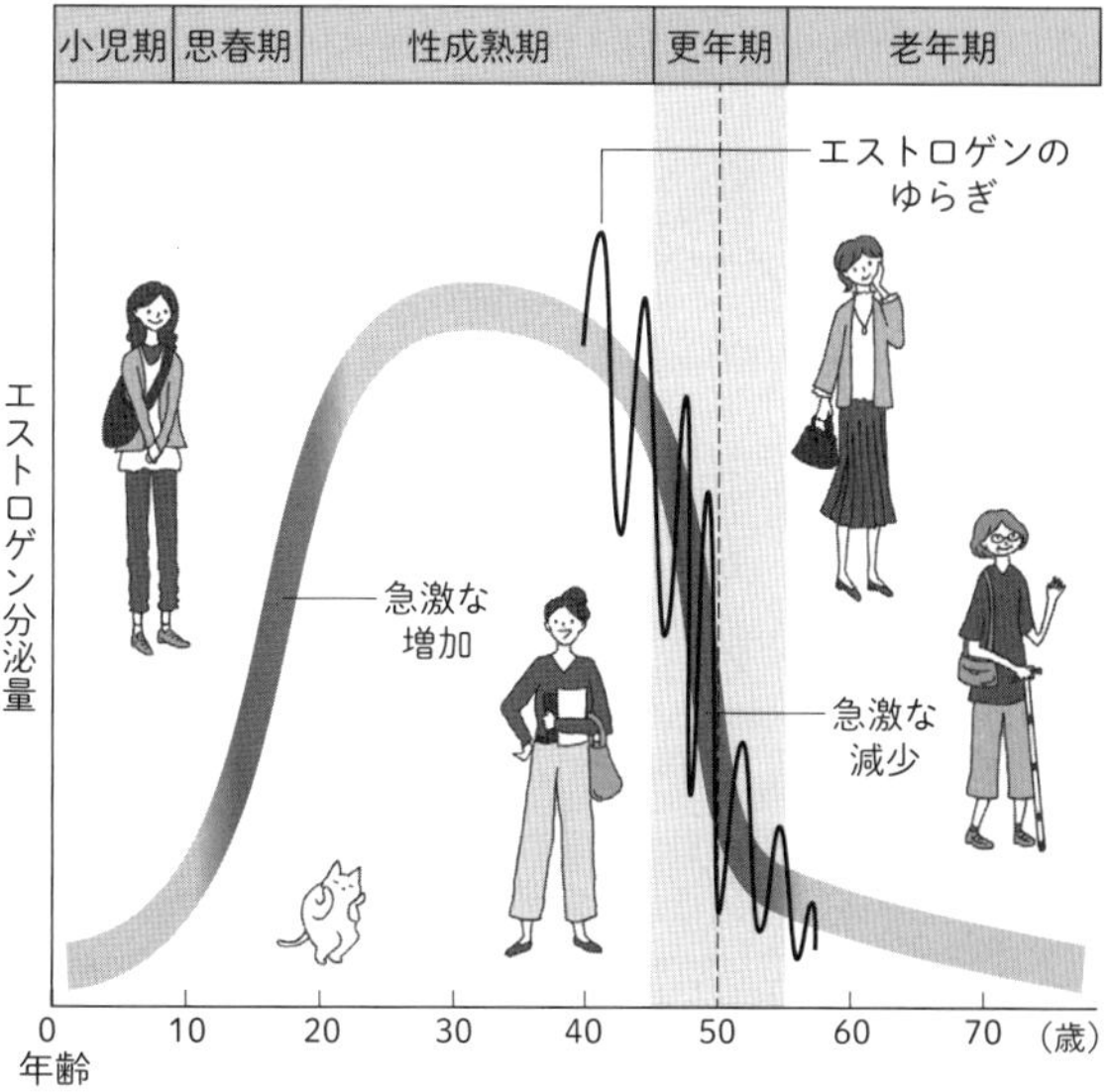

エストロゲンは30代後半になると少しずつ減り、更年期には、ゆらぎながら急激に減少していきます。

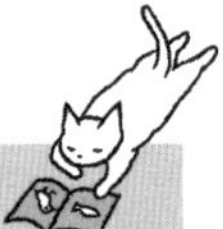

ふたつの女性ホルモン ～エストロゲンと黄体ホルモン

ここまで、女性ホルモンの「大きな波」についてお話ししてきました。しかし、女性ホルモンの変化は大きな波だけではありません。ここでは、毎月起こるホルモンの「小さな波」にも注目していきましょう。

まず、この小さな波を起こすのは、エストロゲンと黄体ホルモン（プロゲステロン）というふたつの女性ホルモンです。そして、この小さな波がなぜ起こるのかといえば、それは妊娠・出産のため。より大きな視点からいえば、人類の子孫繁栄のため、ともいえます。

エストロゲンも黄体ホルモンも、おもに卵巣から分泌されるのですが、担っている役割が異なります。

卵胞ホルモン：エストロゲン（美容・健康ホルモン）

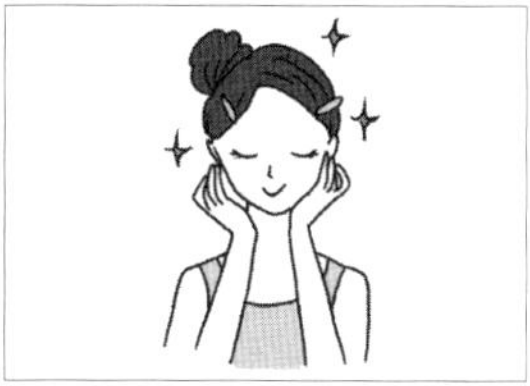

- 女性らしい丸みのある体つきに
- 肌を美しくする
- 髪を成長させる
- 血管の健康を保つ
- 骨量の維持
- 脳の活性化

黄体ホルモン：プロゲステロン（妊娠サポートホルモン）

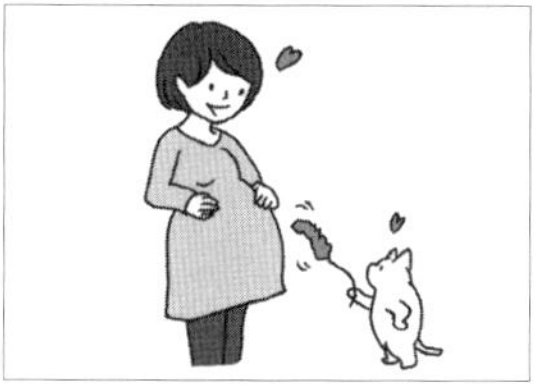

- 子宮内膜を維持する
- 基礎体温を上げる
- 乳腺を発達させる
- エストロゲンを調整する

エストロゲンは、「卵胞《らんぽう》ホルモン」とも呼ばれます。卵胞とは、卵巣の中で排卵に向けて卵子が育つとき、卵が入っている袋のこと。エストロゲンは、女性らしい体つきをつくったり、肌の弾力や水分を保つ、髪を成長させるなど女性の美にとって心強い味方。そのため「美容・健康ホルモン」と呼ばれることもあります。

けれど、あまりにエストロゲンの量が多くなりすぎると、子宮内膜症や子宮筋腫を悪化させる、乳がん細胞を増やしてしまうといった弊害も。エストロゲンも多ければ多いほどよいわけではないのです。

黄体ホルモンはどうでしょう。このホルモンは、エストロゲンの作用が強くなりすぎないよう、バランスを取ってくれる「相棒」です。普段は、子宮内膜が厚くなりすぎないようにする、月経の量を調整するなどの役割があります。また、妊娠したら乳腺を発達させて授乳に備える、赤ちゃんに栄養が届くようにお母さんの食欲を増強する、といった働きをすることから、「妊娠サポートホルモン」とも呼ばれています。

このように黄体ホルモンは、妊娠を維持するために大切なホルモンなのですが、妊娠していない時期だと「月経前に胸が張る」「食欲が出てドカ食いしてしまう」といったネガティブなイメージを持つ方もいるかもしれません。

けれど、エストロゲンも黄体ホルモンも私たちにとって、どちらも大切なホルモンです。このエストロゲンの波と黄体ホルモンの波が交互にやってきて、毎月の小さな波をつくっているのですね。

毎月の女性ホルモンの波

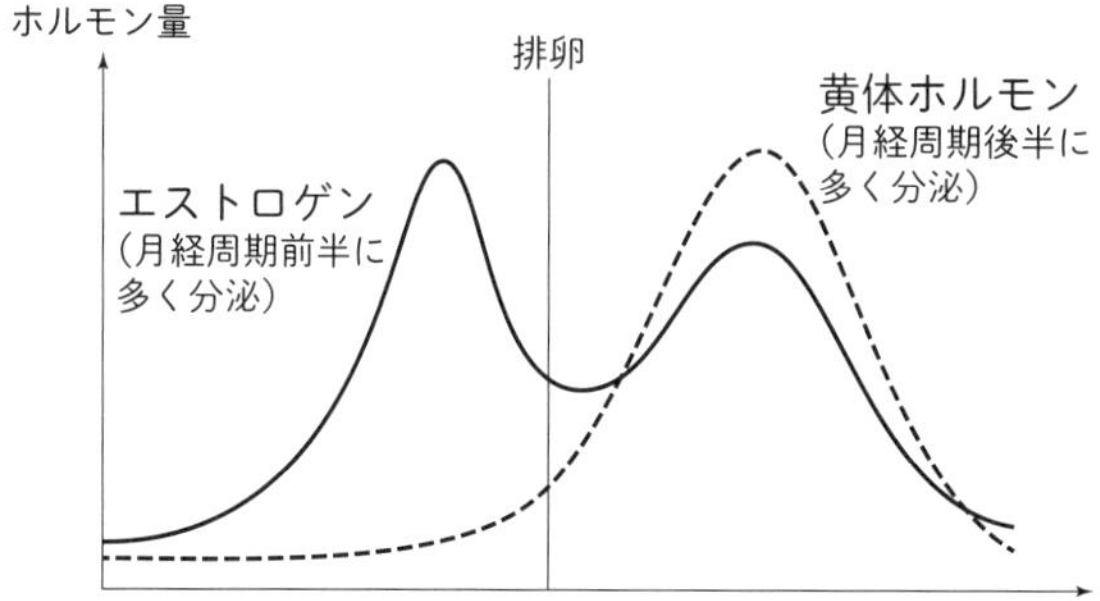

月経が始まった日から、次の月経が始まる前日までを「月経周期」と呼びます。月経周期の前半にはエストロゲンが大量に分泌され、後半には黄体ホルモンが増えます。このようなホルモンの変動が女性の体では毎月起こっています。

（＊3）

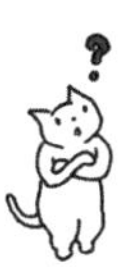

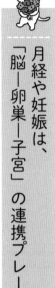

月経や妊娠は、「脳－卵巣－子宮」の連携プレー

ここであらためて、月経のしくみも見ていきましょう。

まず、月経のミッションとは、命を次の世代につなぐことです。女性の体では、脳の視床下部《ししょうかぶ》というコントロールセンターから「さぁ子孫繁栄のため、頑張りなさい」と「性腺刺激ホルモン放出ホルモン（GnRH）」が分泌され、やがて脳下垂体《のうかすいたい》という伝達部隊が刺激され、「では卵巣を刺激しますね！」と卵巣に向けて、「卵胞刺激ホルモン（FSH）」が分泌されます。すると、卵巣の中では、「赤ちゃん卵子」の卵胞細胞が卵胞（卵子の袋）の中で大きくなっていきます。この袋からつくられているのが卵胞ホルモン、そうエストロゲンです。

排卵後、約2週間で月経が

このエストロゲンは、子宮に働きかけ、子宮内膜（赤ちゃんのベッド）を厚くフカフカにします。やがて卵子がオトナになってくると、今度は脳下垂体から「お、準備が整ったかな。じゃあ排卵させましょう」と「黄体形成ホルモン（ＬＨ）」がまるでバケツを引っくり返したように出ます。これはいわば「排卵レッツゴー」のサイン。

このサインを受けた卵巣が、「よし、卵子よ、飛び出るのだ！」と合図をすると、やがて卵子は袋を突き破り、飛び出ます。これが排卵です。排卵をすると卵子の抜け殻は出血により一瞬、赤色になりますが、すぐに黄色く変わって黄体になり、黄体ホルモンを分泌して子宮に働きかけます。すると、子宮は子宮内膜をさらにフカフカにして、受精卵をキャッチできるよう準備をします。

この排卵した卵子が精子と出合わなかった場合、黄体は14日ほどで白く変化（白体化）し朽ちていきます。すると黄体ホルモンもエストロゲンも出なくなり、子宮内膜がはがれ落ちる――これが月経です。

一方、排卵した卵子が精子と出合い、子宮のベッドに受精卵が無事に着床するのが妊娠です。このとき黄体ホルモンは「ヒト絨毛性《じゅうもうせい》性腺刺激ホルモン（β-HCG）」の働きによって「妊娠黄体」と名前を変えて分泌され続けます。すると内膜がますます厚くなり、子宮も大きくなっていくのです。

月経と排卵

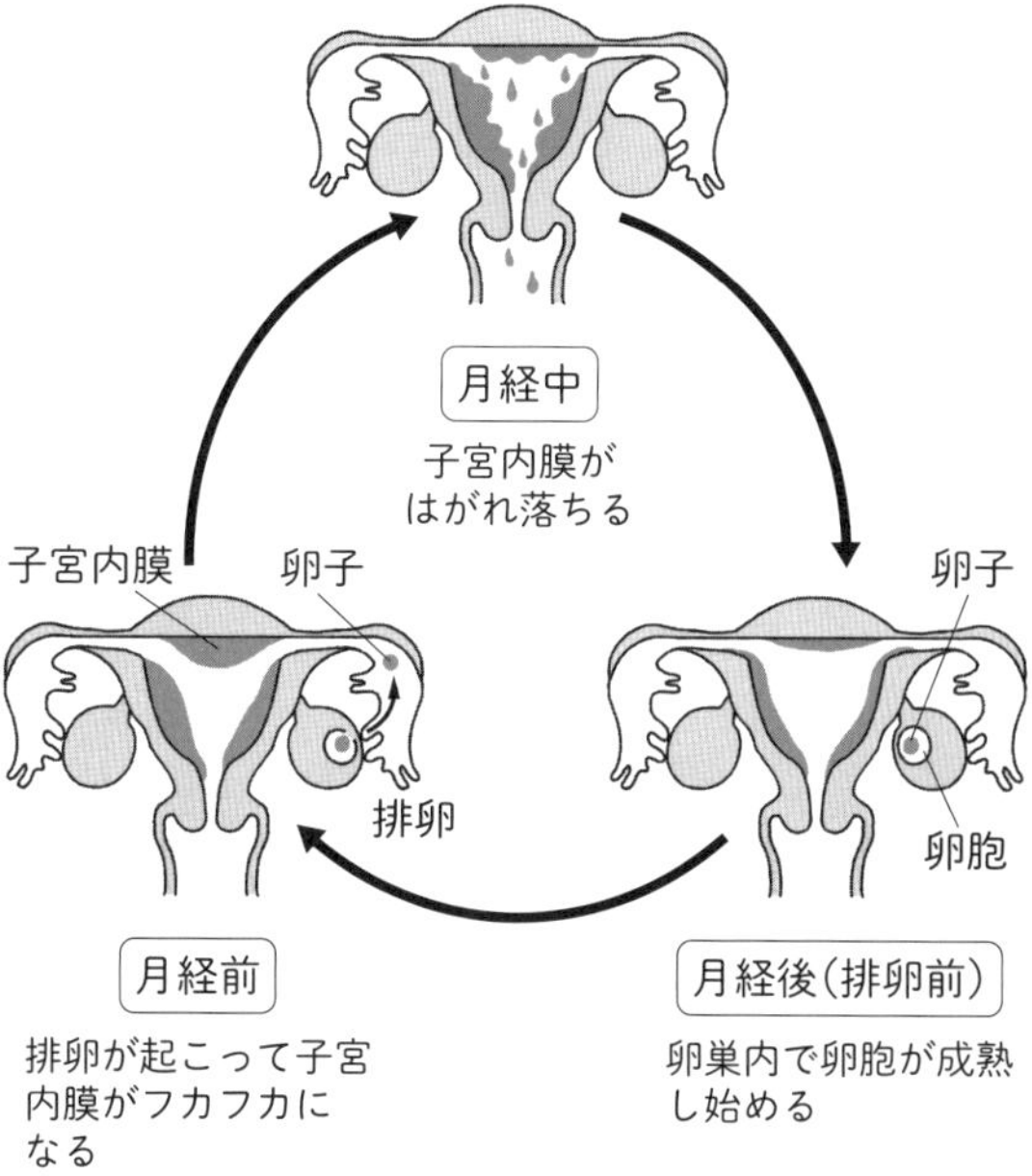

毎月の月経によって、子宮内膜が入れ替えられています。

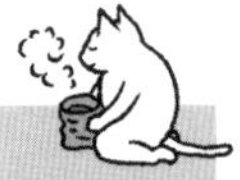

閉経は卵巣の状態で決まる

脳からの指令を受けて、卵巣や子宮による巧みな連携プレーの結果、訪れる月経。これまで毎月毎月、頑張って排卵を続けていた卵巣が、その働きを止めてしまう――それが閉経です。

先にお話ししたように、自然の状態で月経が1年間来なかったら閉経とみなします。もし、1年経たずに月経が来たら再度、カウントをし直します。

たとえば、51歳のときに過去1年間を振り返って、月経がなかったら「あ、私は閉経したのね」と気づきます。婦人科の診察などで「閉経はいつですか？」と聞かれたら、この場合「51歳」と答えるのが正解。それほど厳密でなくてもよいので、最後に月経があった時期を記録しておけば大丈夫です。

月経が来たり来なかったりと周期が乱れることで「そろそろ閉経に近づいているのかな」と思う方も多いでしょう。しかし、**閉経の過程はとても個人差が大きい**ものです。経血量が増えたり減ったり、周期も延びたり短くなったりする「ジェットコースター型」、経血量も日数も徐々に減っていく「フェードアウト型」、前の月まであったのにいきなり来なくなって終了する「突然型」など、さまざまです。ただ、「月経不順」と「不正出血」の区別は難しく、不正出血はがんの症状のひとつなので定期的に子宮がん検診を受けておくことが大切です。

子宮を全摘しても卵巣があれば、閉経ではない

また「子宮筋腫などの手術で、子宮を全摘出した場合も閉経なの？」と思う方もいるかと思います。たしかに、子宮がなければ子宮内膜がはがれ落ちることはないため、月経は起こりません。けれど卵巣を残していた場合、卵

巣はまだ女性ホルモンを分泌しているので、これも閉経ではありません。**閉経は卵巣の状態で決まる**のです。

また、日本産科婦人科学会では「40歳未満での無月経（３カ月以上、月経がないこと）」を早発卵巣不全といい、１年以上、月経が来ないと「早発閉経」の疑いが出てきます。

女性は、卵子の元になる原始卵胞を約２００万個も持って生まれてきます。そのあと、卵子の数は排卵にともない減っていき40歳頃には約１万〜３万個、50歳では残り１０００個ほどになり、排卵を停止して閉経に至ります。喫煙、低栄養（やせ過ぎ）、片方の卵巣を摘出していることなどが影響して閉経が早まるといわれていますが、卵巣の機能が完全に停止したと判断することは難しく、最近は、早発閉経かもしれないときの妊娠出産へのアプローチが変わってきています。もしも無月経や月経不順がある方で、妊娠を望まれるのなら、ぜひ早めに専門医に相談してくださいね。

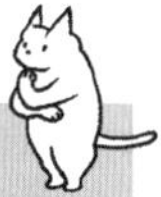

閉経は予測できるの？

「血液検査で卵子の残りの数を測れば、閉経の時期がわかりますか？」と聞かれることがあります。たしかに、「卵子の残りがあと●個だから、●歳で閉経しますね」と前もって閉経を予測できれば便利ですが、結論からいえば**現段階では予測不可能**です。

先にお話ししたように、女性が持っている卵子の数（厳密には卵子の元になる原始卵胞）は生まれつき決まっています。生まれてくるときには200万個ほどですが、毎月の排卵で卵子の数は減っていき、40歳頃には1万～3万個、50歳では残り1000個ほどになるといわれています。

この体内にある卵子の数の目安がわかるといわれているのが、アンチミュラー管ホルモン（AMH）の値です。これは発育過程にある卵胞から分泌されるホルモンで、多くは妊娠を希望する方が目安として受ける検査です。けれど、AMHの数値が高い（つまり卵子のストックがある）からといって、卵巣からホルモンが十分に分泌されるとは限りません。卵子の在庫数とホルモン分泌量は、イコールではないのですね。

ホルモンの値は日々、変動するものです。血液検査で、卵胞刺激ホルモン（FSH）が40 mlU/mL以上、エストラジオール（E2：エストロゲンのひとつ）が10 pg/mL以下なら「閉経しましたね」と判断します。しかし、このホルモンの値も、日によってゆらぐので、**少なくとも2回は検査しないと完全に閉経と診断できません**。

血液検査でハッキリと閉経を診断したり、予測したりできないことも、閉経や更年期を「わかりづらい」と感じる要因なのかもしれませんね。

column

私の更年期ヒストリー

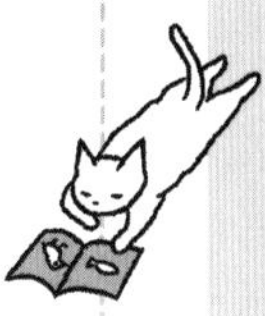

私はただいま、更年期のど真ん中世代です。今思えば、閉経の5年前、ちょうど更年期突入の頃からあれこれと更年期症状が出始めました。まず、最初に自覚したのは「月経不順」と「体重がどんどん増える……」ということ。おお、とうとう来たぞ~と少しワクワクしながら確かめるように自分に現れる症状を追いかけていました。体重の件はさておき（あっ、さておいてはダメですね。でもとりあえず、いったん据え置かせていただきます）、実は月経不順は大変でした。なぜかというと、私は子宮筋腫を持っていまして、長女の出産後に筋腫核出術を、私と同じく産婦人科医である夫が執刀したという既往があります。核出したのに、三女の出産後に再発して、月経の量が多く、貧血にならないかどうかのギリギリ状態でした。子宮筋腫合併の更年期女性にあるあるの話なのですが、更年期に女性ホルモンのバランスが崩れると、子宮内膜維持のコントロールが乱れて、月経時の大量出血や月経が止

まらなくなるなどのケースがあります。まさに、私がコレでした。オムツのような夜用ナプキンを2枚重ねしても間に合わないことがよくあり、外来診療が長引くと横もれしないかとヒヤヒヤ。もともと月経痛は軽いほうでしたが、更年期初頭の月経不順の時期はお腹を抱えてしゃがみ込むほどに痛くなり、よくロキソプロフェンを服用してしずめていました。とはいえ、月経時以外はいたって健康。はつらつと元気にすごしておりました。

年月とともに、だんだん月経量が少なくなって、痛みがなくなって、間隔が空いてきて「はぁ～楽になったな」と思っていたら、次に現れたのは「ホットフラッシュ」「発汗」です。オペの最中に額から汗が噴き出して、感染対策用の眼鏡がくもり、目に汗が入ってしみてしまうので、助産師スタッフに汗を拭いてもらわねばならない事態に苦戦していました。手術中は清潔な手袋をしているので、自分で顔をさわれません。また、帝王切開で生まれる赤ちゃんのために、手術室の温度を下げられないので、「裕美先生の汗ふき係」ができてしまったほどでした。「更年期のポッポちゃん発令しちゃって、ごめんね～」と周囲のスタッフに陳謝、感謝の日々。でも、それもだんだん回数が減って、最近では若干中年太り気味の同僚の男性医師のほうが、私よりも汗拭きを要求している感じになっています（笑）。

発汗が気にならなくなった頃、次に現れたのは「関節痛」でした。手指の関節が滑らかに動かず、うっすら痛みがありましたが、「お？　これが有名な関節痛ね。まだ平気そうだから様子を見てみよう」と思ってすごしていましたが、徐々に痛みがツラくなってきて、台所で下のほうにあるフライパンを取ろうとしゃがむと膝に激痛が……。さすがに、「今が始めどき！」と考えて、ホルモン補充療法をスタートしました。週2回貼り替えるタイプのホルモン剤を、お腹周りにペタリ。ほぼ2週間で見違えるように痛みが消えて、やはりホルモン補充療法はスゴイ！　と実感した瞬間でした。自分としては、ホルモン補充療法が骨粗しょう症予防、高血圧予防にもなるので、このままずっと続けようと思っていた矢先、あの、息をひそめていた子宮筋腫が水を得た魚のように活動を始めてしまいました。しっかり閉経していない時期だったことも関連しているのですが、月経様《よう》の出血量がとても多く、月経痛も再発してしまったのです。閉経周辺期で出血コントロールがつかない場合、一般的に、継続投与から周期投与（休薬期間をつくる）に切り替えると月経様出血をまとまった時期に起こすことができます。私もそのように変えてみたのですが、

column

子宮筋腫の位置が子宮内膜に入り込んでいるタイプだったため、なかなか出血コントロールができませんでした。そこで、惜しみつつおよそ1年間おこなったホルモン補充をいったん止めて様子を見てみたら、ラッキーなことに、出血は止まり、関節痛は再発しませんでした。

最後の月経から1年経ち、これで正真正銘の閉経だ！と自覚したとき、私の場合は自分の子宮と卵巣に感謝する気持ちでした。子宮筋腫という魔物とおつき合いしなくてはいけない時間をすごしたけれど、大切な3人の子どもたちにめぐり合わせてもらえたことは、今までの人生の中で一番幸せなことだと心から思っています。同時に、子宮と卵巣が役目を終えて、天国に旅立ったと知ったとき、ありがとうの気持ちと同時に、生殖の使命からの解放感も味わいました。「もう、ナプキン買わなくて大丈夫なんだ〜。白いパンツスーツも着ることができちゃう」とサッパリした気持ち。そして、これからは楽しめる運動習慣をつけていかなくちゃと思い立ち、ゴルフレッスンに通うことにしました。アフター更年期に向けて、少しずつ弱っていく体をメンテナンス、ゆれる心は上手にマインドケアして、日々の暮らしを充実させていきたいと思っております。

第2章

さまざまな更年期の症状

「なんとなく不調……」
「この症状は更年期のせい？　それとも病気？」
そんなモヤモヤが起こりやすいのも更年期の時期です。
この章では、更年期にまつわるさまざまな
症状や不調の原因、
対処法を紹介していきます。

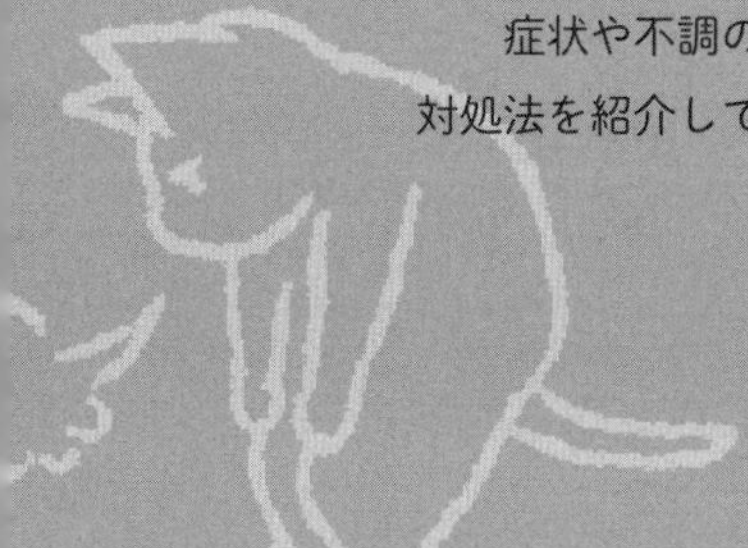

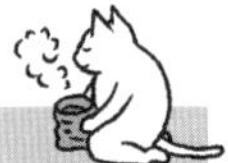

なぜ更年期には さまざまな不調が起こるの？

突然カーっとのぼせたり、胸がドキドキしたり、めまいや不安感もあったり、そしてなんだか疲れやすい……。更年期に起こる症状は、実にさまざまで、その種類は２００以上ともいわれています。

更年期には卵巣の機能が低下し、女性ホルモンのエストロゲンが急激に減ることは、第１章でお話ししました。そもそも、なぜ女性ホルモンが足りなくなると、さまざまな不調が起こるのでしょうか？

まず、ホルモンとは、「ごく少量で体のさまざまな調整をおこなう物質」です。私たちの卵巣から分泌されたエストロゲンは血流に乗り、子宮にたどり着くと赤ちゃんのベッドをフカフカにするわけですが、実は**エストロゲン**

はその他の体のさまざまな部位にも作用しているのです。

エストロゲンは「エストロゲン受容体」と結合して働く

少し話はそれますが、私たちが玄関のドアを開けるとき、鍵を鍵穴に入れて、解錠しますよね。ホルモンの働きもこれと似ています。ホルモンが体のさまざまな調整をおこなうための「鍵」だとすれば、人間の細胞には、ホルモンを受け入れる「鍵穴」がたくさん存在しています。この鍵穴にあたるのが、ホルモン受容体（レセプター）です。

エストロゲンにも、体のさまざまな部位にエストロゲン専用の鍵穴があり、これと結びついてその効果を発揮します。作用する部位によって「エストロゲン受容体α（子宮、卵巣、乳腺などの生殖器や副腎、腎臓など）」と「エストロゲン受容体β（骨、脳、肝臓、血管壁、肺、甲状腺、膀胱《ぼうこう》など）」と2つの種類に分かれています。

しかし、卵巣が寿命を迎えてエストロゲンの量が減ると、体のいたるところにあるエストロゲン受容体にエストロゲンが行き渡らなくなってしまいます。たとえばエストロゲンが減少する更年期に性交痛が起こるのも、膣にあるエストロゲン受容体に本来結合すべきエストロゲンが行き渡らなくなり、膣のうるおいが低下するためと考えられています。

エストロゲンの減少で脳はパニック状態に

また、エストロゲンが不足すると、脳のコントロールセンターである視床下部にも影響が及びます。第1章でも「脳―卵巣―子宮」の巧みな連携プレーによって起こる月経のメカニズムをお話ししましたが、閉経を迎えて女性ホルモンが減ると、「これまでたくさんあった女性ホルモンが足りない！」と脳がパニック状態になってしまいます。そのため、のぼせやほてり、急な発汗、手足の冷え、体温調節がうまくいかなくなるなどの症状が起こるのです。

代表的な更年期症状

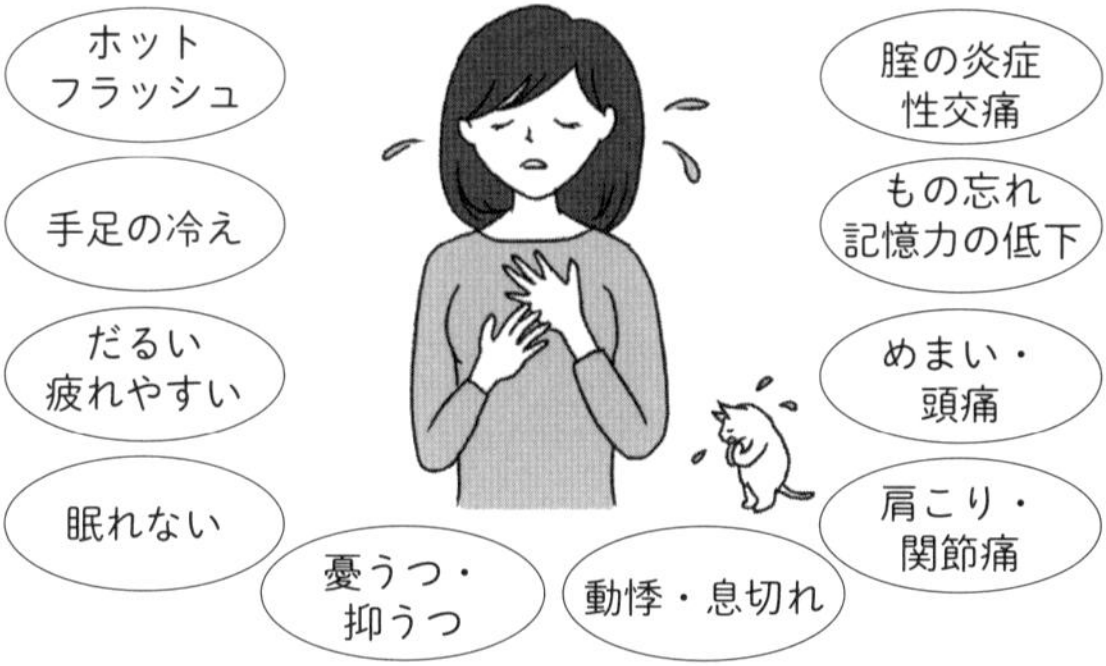
ホット
フラッシュ
手足の冷え
だるい
疲れやすい
眠れない
憂うつ・
抑うつ
動悸・息切れ
膣の炎症
性交痛
もの忘れ
記憶力の低下
めまい・
頭痛
肩こり・
関節痛

更年期症状の起きるしくみ

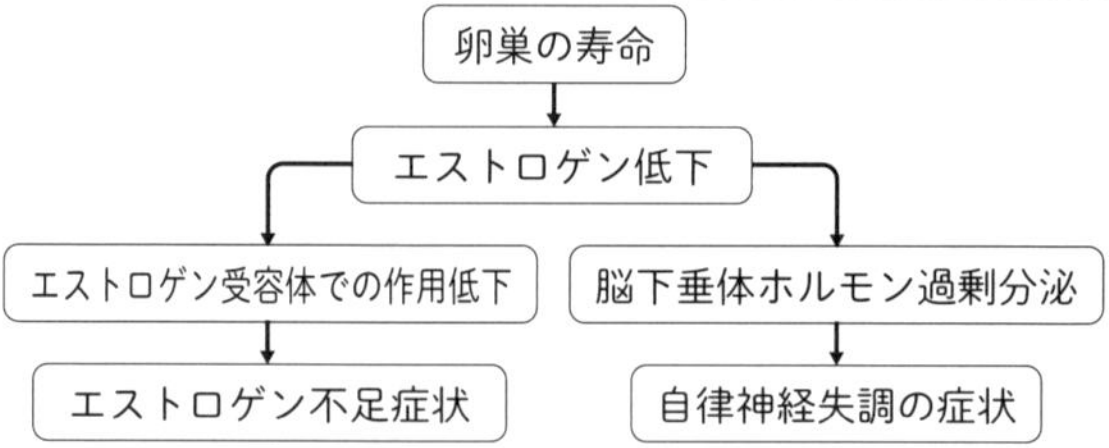

エストロゲンの受容体αはおもに生殖器に、受容体βは骨や滑膜、血管壁など全身に分布

受容体α（ERα）
おもに、生殖器(子宮、卵巣、乳腺、ほか)、副腎、腎臓
受容体β（ERβ）
おもに、骨、脳、肝臓、血管壁、肺、甲状腺、膀胱、滑膜

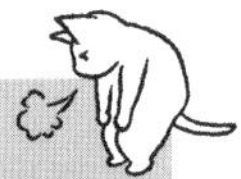

更年期の症状と自律神経の気になる関係

最近では、更年期症状には多種多様な症状があることが徐々に知られてきましたが、ひと昔前は「更年期といえば、ホットフラッシュ」といったイメージもありましたね。そんなホットフラッシュの症状は、私たちの意思とは まったく関係なく、時間や場所を選ばずやってくるものです。そして、そこには自律神経が深くかかわっています。

自律神経とは、私たちの意思とは関係なく勝手に（自律的に）働く神経のことを指します。たとえば、寝ているときに呼吸をしたり、食事をすると胃腸が動いて食べ物を消化してくれるのも、自律神経の働きによるものです。

自律神経は呼吸や体温、血圧、心拍、消化、代謝、排尿・排便など「生命維持を司《つかさど》る神経」で24時間３６５日、休むことなく働き続けています。

この自律神経は、体を緊張・興奮させる「交感神経」と、リラックスさせる「副交感神経」に分かれています。アクセル役が交感神経、ブレーキ役が副交感神経といったイメージですね。どちらか一方ばかりが働きすぎてもダメで、絶妙なバランスを保つことが大切です。

しかし、過度なストレスや緊張状態が長く続いたり、睡眠不足など、さまざまな原因でこの**自律神経のバランスが乱れてしまうと、「自律神経失調症」に陥ってしまいます**。自律神経失調症になると現れるおもな症状としては、頭痛・耳鳴り・疲れ目・動悸・息切れ・手足のしびれや痛み・胃の不快感や吐き気・下痢・便秘・肩こり・筋肉の痛み・めまい・食欲の減退・月経不順……など実にさまざまです。また、イライラしたり、怒りっぽくなったり、不安感や恐怖心に襲われたりするなど、精神症状が出ることもあります。

更年期には、自律神経失調症と似た症状が起こることも

自律神経はホルモンとも深い関係にあります。更年期にさしかかると卵巣の機能が弱まり、女性ホルモンの分泌量も減ってきます。卵巣は「もうホルモンは出せないよ〜」といっているのですが、脳（視床下部）は「もっとホルモンを出してよ！」と命令をしているわけです。けれど、卵巣にとっては「頑張っているけど、もうこれ以上、出せないの〜」とどうしようもない状態です。

すると、やがて脳が混乱し、暴走を始めてしまいます。脳の視床下部は、ホルモンだけでなく自律神経もコントロールしていますので、やがてその影響を受けた自律神経が、交感神経と副交感神経のバランスを崩してしまいます。このため、エストロゲンの量が急減する更年期には、ほてりや発汗、動悸、めまいなど自律神経失調症のような症状が現れてくるのです。

女性ホルモンの分泌量が低下すると……

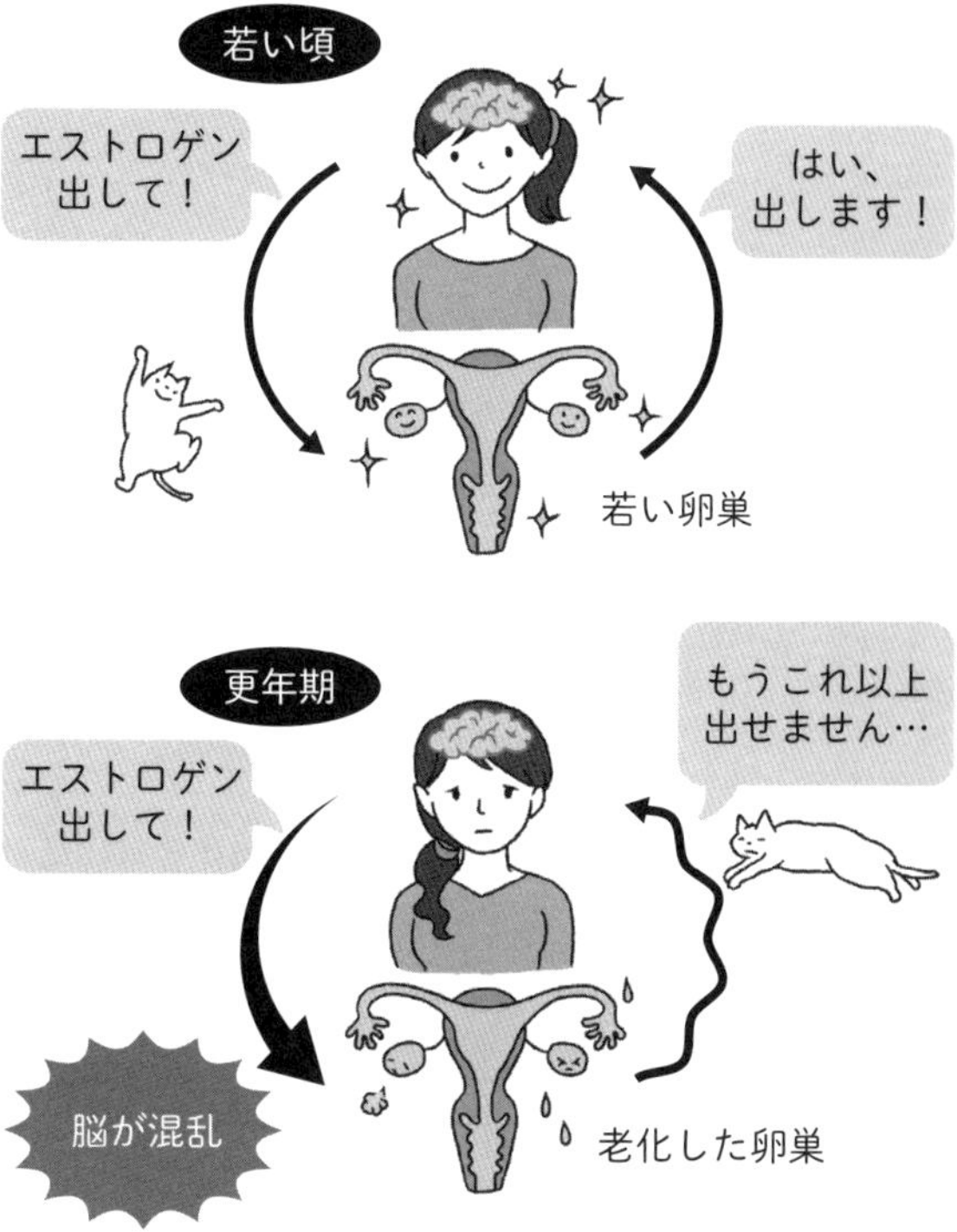

「エストロゲンを出して」と命令しているのに、老化した卵巣からはエストロゲンが出せません。その結果、脳が混乱し、自律神経のバランスが乱れてさまざまな不調が現れます。

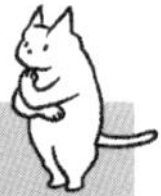

「更年期症状」と「更年期障害」の違いって？

この本を手に取ってくださっている方の中には、「私も今、更年期障害なのかな？」と不安を覚えている方がいるかもしれませんね。

ここで、あらためて「更年期症状」と「更年期障害」の定義を整理していきましょう。日本産科婦人科学会では「更年期に現れる多種多様な症状の中で、器質的変化に起因しない症状を更年期症状と呼び、これらの症状の中で日常生活に支障をきたす病態を更年期障害と定義する」とされています。

少し難しいのでかみ砕いて解説していきますね（笑）。更年期症状と診断する際に大切なポイントは、**体に現れるさまざまな症状に対して「原因となる病気がないこと」**です。たとえば、動悸が気になっているものの、「これって更年期よね」で済ませていたところ、循環器内科でよくよく調べてみたら心臓に不整脈があった……なんてことがあります。これは心臓に原因となる病気が見つかったケースですが、検査しても異常がないのに、更年期の時期に不快な症状がある、これが更年期症状です。

では原因になる病気がないのに、体になんらかの症状が出ていたら、それはすべて「更年期〝障害〟」？　答えはノーです。更年期障害の**ポイントは、日常生活に支障が及んでいるかどうか。**たとえば、ホットフラッシュの症状が気になっていても、冷たいタオルを首筋に当てることで、なんとかしのげているのなら、それは更年期の症状であっても「障害」ではありません。

人によって症状への感じ方は、さまざま。同じ症状に対してAさんは、さほど気にならなくても、Bさんは生活に支障をきたすほどつらく感じることもあります。感じ方は人それぞれ。そのため、更年期障害は〝主観的な病気〟といえます。

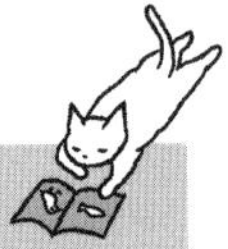

更年期症状が出る3つの要因

更年期の症状が出る要因は、**エストロゲンの分泌量が低下すること**だけではありません。そのほかに、**「環境のストレス」**や**「なりやすい性格」**も影響します。

仕事や子育て、子どもの巣立ち、介護など環境のストレスが大きいと、更年期の症状が重くなることが知られています。また、近年は女性の社会進出も進んでいますが、仕事のプレッシャーや職場での人間関係、さらにママ友や親戚とのつきあいなど人間関係のストレスも、環境のストレスに含まれます。

更年期症状が出る3つの要因

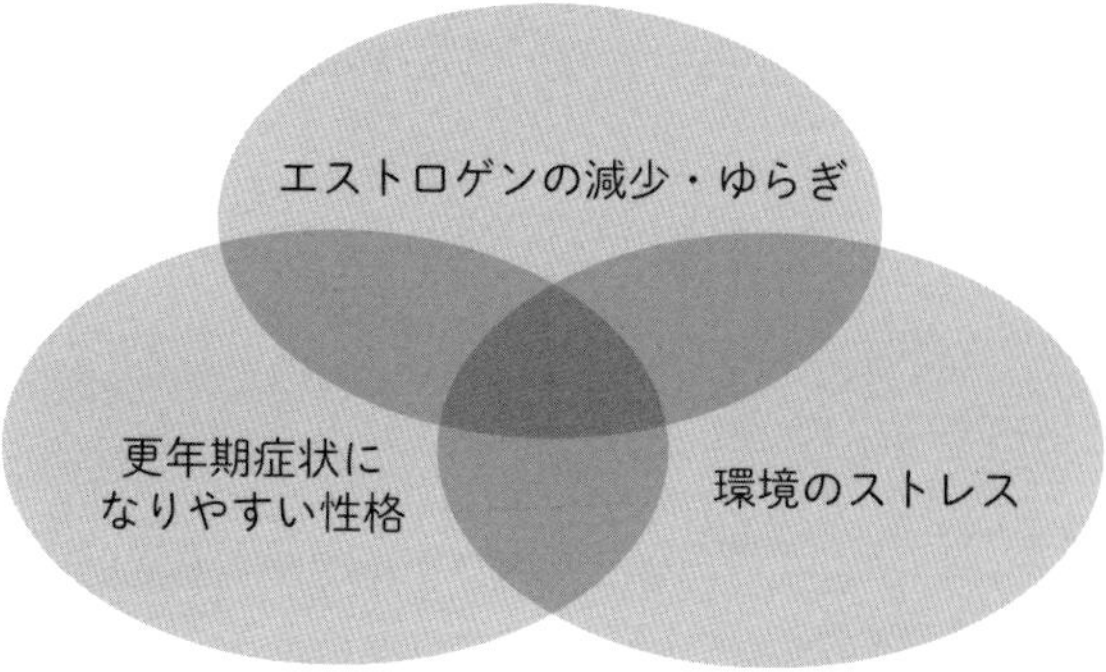

更年期症状に「なりやすい性格」もあります。完璧主義で真面目な人、なかなか弱音を吐けない人、頑張り屋さんな人は、更年期の症状が重くなりやすいといわれています。

「生まれ持った性格なんて、変えられないわ」と思う方もいるかもしれませんが、ここは「思考のクセ」による部分も大きいのがポイントです。考え方のクセは認知行動療法などで矯正することもできます。ストレス対処法については２１１ページでもくわしくお話ししていきますね。

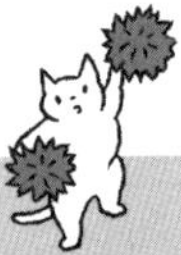

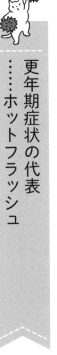

更年期症状の代表……ホットフラッシュ

ここからは、それぞれの更年期症状について見ていきましょう。

まず、「更年期症状の代表」ともいえるのが、ホットフラッシュです。のぼせ、ほてり、発汗を総称した呼び方なのですが、そのポップなネーミングと反して、当の本人にとっては大変しんどいものです。

アメリカでおこなわれた調査によれば、女性は平均4年間、中程度から重度のホットフラッシュに悩まされる……というデータも。症状が10年続く女性も3人に1人にのぼるようです（＊4）。

卵巣から出るエストロゲンがゆらゆらしているので、脳もそのゆらぎに引きずられるのでしょう。ホットフラッシュは卵巣からのエストロゲンが減少したり、ゆらいだりするため、脳のコントロールセンターである**視床下部が正しく機能しなくなることから起こる**と考えられています。この視床下部では自律神経のコントロールもおこなっているため、自律神経の調整もうまくいかず、血管を収縮させる機能にまで影響を及ぼしてしまうようなのです。

ホットフラッシュは一般的に、なんの前触れもなく症状が現れて、数分～30分程度でおさまります。1日に何度も起こる場合もあれば、週に何回かだけの場合もあり、個人差がとても大きいものです。また夜間のホットフラッシュは睡眠にも影響を及ぼしかねません。

つらい場合はホルモン補充療法という選択肢も

急な発汗や寝汗もよく見られる更年期症状です。私も、手術中に汗をかいてしまうことがありますが、そんなときいつもテキパキと汗を拭き取ってくれる看護師さんには感謝しきりです（笑）。

ホットフラッシュが起こったら、首の後ろやわきの下、脚のつけ根を冷やすと気持ちいいですよ。洋服の汗じみが気になる人は、汗わきパッドをうまく利用するのもいいですね。

ホットフラッシュの症状は、ホルモン補充療法（HRT）によって不足していたエストロゲンが補充されると、自律神経のバランスも整い、症状も改善される可能性が高いといわれています。

ちなみに、ホットフラッシュの症状が出る病気に「バセドウ病」という甲状腺の病気があります。甲状腺は、喉のまわりにあって、新陳代謝を調整してくれる甲状腺ホルモンを分泌しています。バセドウ病は甲状腺の働きが活発になりすぎる病気で、大量の汗をかいたり、疲れやすくなったりします。

一方、「橋本病」は甲状腺の機能が低下する病気で、気分の落ち込みやだるさなどこちらも更年期症状に似た症状が出ます。ホットフラッシュや発汗で更年期症状と診断する前に、甲状腺ホルモンの検査を受けておく必要があります。

自律神経を整える「自律訓練法」

ホットフラッシュには、「自律訓練法」もおすすめ。自律神経のバランスを整えるトレーニングで、一回5分以内、一日1～3回おこないます。

静かに落ち着ける場所で、イスに座るかあおむけになった状態で目を閉じます。次のように心の中でゆっくり唱えながら、体もそのような状態になるように意識します。最初に「気持ちがとても落ち着いている」と心の中で唱えたら、以下、６つを続けます。

①手足が重い。②手足が温かい。③心臓が静かに打っている。④呼吸がラクになっている。⑤お腹が温かい。⑥額が心地よく涼しい。

落ち着いたら、以下の消去作業をおこなって終了します。

①両手でグーパーを繰り返す。②両手をにぎったまま、両腕を上げたり曲げたりする。③大きく伸びをして深呼吸する。

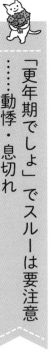

「更年期でしょ」でスルーは要注意……動悸・息切れ

静かに座っていたり、横になっているときでも突然、ドキドキしてきて息苦しくなる……動悸・息切れの症状は、なんとも不安になりますね。

動悸といえば、一般的には不整脈や心不全といった心臓の病気も考えられます。そして息切れは、その原因のひとつに貧血が考えられます。貧血になると、赤血球にある「ヘモグロビン」の量が少なくなります。ヘモグロビンは、体中に酸素を運ぶ役割を担っているのですが、貧血になると、ヘモグロビンが減って運ばれる酸素の量が減り、体内の酸素も少なくなって息切れしてしまうのです。特に閉経が近づき、経血の量が極端に多かったり、少量でも月経が長く続いたりすると、貧血になりやすいものです。

動悸や息切れの症状があって、健康診断で心電図、心臓の超音波検査、胸のX線検査などを受けていないという人は、まずは**循環器内科での検査**をおすすめします。

原因となる病気が見当たらないのに動悸や息切れがするという更年期世代の方も少なくありません。これらの症状の原因は、脳のコントロールセンターの視床下部の不調による**自律神経の乱れとも関連がある**といわれています。

ホットフラッシュがひどい患者さんがホルモン補充療法を試したところ、動悸の症状がラクになった、というケースもしばしば見受けられます。

また、**メンタル面での不安やパニックなどによる発作**でも動悸や息切れ、息苦しさといった症状が起こることがあります。その場合、ホルモン補充療法に加えて抗不安薬や漢方薬を処方することもあります。

いずれも「これは更年期でしょ」と自己判断せずに、まずは検査を受けて、まぎらわしい症状の病気の可能性を取り除いていくことが大切です。

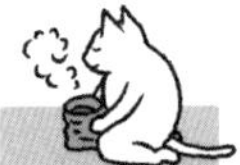

実は奥深～い!? ……肩こり・腰痛

スマートフォンやパソコンが手放せない現代において、肩こりと無縁ではいられないものです。

肩こりの一般的な原因は、筋肉の緊張です。ホルモン補充療法で肩こりが改善する可能性はありますが、まずセルフケアとして、**ストレッチやマッサージ、鍼灸治療で血行を促し、筋肉をほぐすこと**が大切です。

しかし、いわゆる「四十肩」「五十肩」は、加齢による肩関節の炎症といわれています。**肩が動かない、腕を持ち上げるような動きが難しい、といった場合は、無理に動かさず、整形外科で診察を受ける**ことをおすすめします。

腰痛の原因はさまざま、冷えが悪化して発症することも

腰痛を抱える方も多いですね。腰痛は、一般的に①腰椎椎間板《ようついついかんばん》ヘルニア、脊柱管狭窄《せきちゅうかんきょうさく》、がんの骨転移などが原因で腰椎を直接障害するもの　②子宮筋腫など婦人科系の病気や消化器系、泌尿器系、循環器系の病気で臓器の周囲にある神経を刺激するもの　③運動不足や肥満による腰への負担、冷え性からくる腰痛、ストレス、運動不足など原因が特定できないもの……と３つに大分されます。

これだけ要因が分かれていると原因を特定するのも大変ですし、腰痛はなかなか奥深い疾患だといえます。更年期以降、冷え性が悪化して腰痛になった、というパターンも多く見られます。腰痛の原因に応じて、アプローチはさまざまですが、慢性化を防ぐためにも日頃から**下半身の筋肉量を増やす、ストレッチをする、腰回りを冷やさない**ことは、心がけたいものです。

エストロゲンが減ることで骨密度が低下し、腰椎が圧迫骨折したことで腰痛……というケースも、閉経後にはまれに見かけます。エストロゲンの分泌量の低下と骨粗しょう症の関係については、２３０ページからくわしくお話ししていきますね。

肩こりも腰痛も、もともと若い頃からあり、更年期に入って症状が悪化したという方がほとんどです。エストロゲンの減少と関係あるとはいえ、日頃の生活での姿勢、習慣などが強く影響するので、上手な体の使い方を意識してすごしましょう。

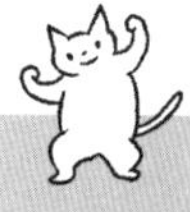

実は意外なホルモンとの関係……手や指、関節の痛み

「朝、起きたら手がこわばっている」
「包丁をにぎる手が痛くて、野菜が切れない」
「なんだか最近、関節が腫れている気がする」
「手指が変形して、人前で手を出すのがストレス……」

手や指の痛みに悩む中高年女性は、実に多いです。痛みもさることながら、見た目にもかかわるので、当人にとっては心理的なストレスも大きいものです。これまでは、手や指の痛みは「手の使いすぎ」「年だから仕方ない」と考えられていました。しかし、実は女性ホルモンの減少が影響していることが、徐々に明らかになってきています。

手指の関節の腫れ・痛み・しびれ・変形が第一関節に起こることを「ヘバーデン結節」、第二関節に起こることを「ブシャール結節」といいます。

現時点ではハッキリとした原因は不明なのですが、これらの症状は更年期の女性によく見られることから、エストロゲンの減少と関節にあるホルモン受容体が関係しているのでは、と考えられています。また、**これらは、ホルモン補充療法で症状がよくなる可能性が高い**と医学的にも示されています。

私のクリニックでもホルモン補充療法をした患者さんの中には、「ホットフラッシュがつらくてホルモン補充療法を始めたのだけど、いつの間にか手のこわばりもなくなったわ」という患者さんもいらっしゃいます。

よく似た病気に「関節リウマチ」もある

女性ホルモンの影響があるといわれている手指の痛みですが、**症状がよく似ているのが、関節リウマチ**です。私たちの体にはウイルスや細菌などを攻

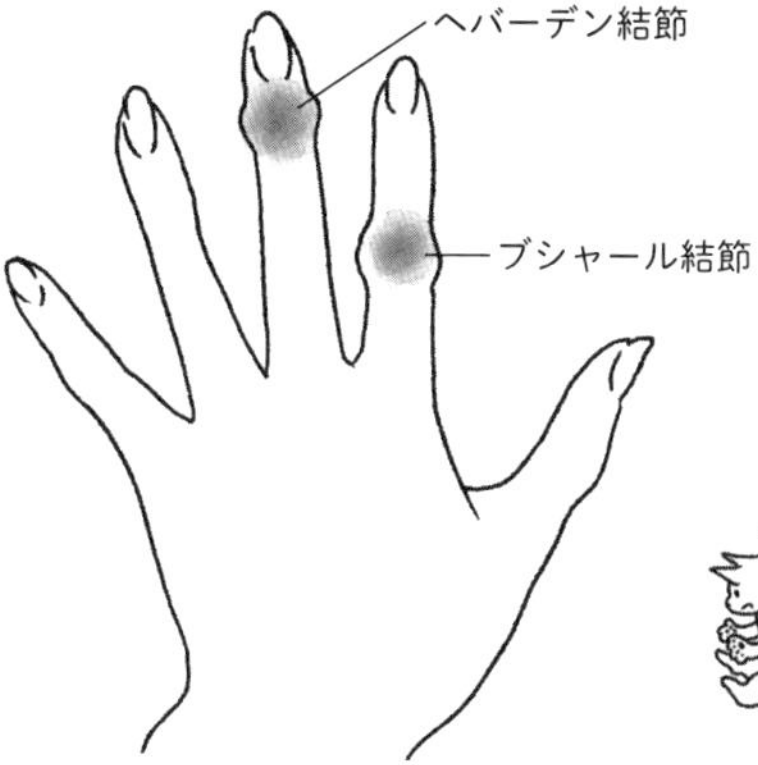

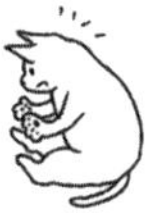

撃して破壊し、排除してくれる免疫機能が備わっているのですが、関節リウマチは、この免疫機能がなんらかの原因で自分自身の正常な細胞や組織を攻撃してしまう自己免疫疾患のひとつです。関節リウマチは指だけでなく、手首や肩、ひじ、膝など全身の関節に症状が出て、放っておくと関節が変形することもあります。関節リウマチは男性よりも女性のほうが多く発症するといわれています。

　更年期世代の女性が指や手の痛みを感じているのなら、**まずは整形外科で**

関節リウマチの検査を受けましょう。そこで問題がなければ婦人科医に相談をして、ホルモン補充療法をするのも選択肢のひとつといえます。

手指をグー・パー運動して動かしたり、ストレッチをしたりして**手指の血流を促すのもよい**でしょう。手指を使う仕事で痛みが悪化することもあります。これまで長年酷使してきた手指をいたわって使う時間を減らし、休ませるようにしてあげてくださいね。

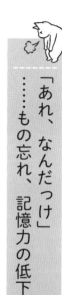

「あれ、なんだっけ」……もの忘れ、記憶力の低下

「え〜っとこの若い俳優さん、名前なんだっけ」

「ほら、前に◯◯って映画に出ていて、●△のCMにも出てる……」

テレビを見ていても芸能人の名前が出てこない。それなのに、余計な情報はどんどん出てくる。思い出そうとするほど、名前は出てこない。なのに、あきらめていたら急に思い出す……そんな**「もの忘れ」も実は、女性ホルモンが深くかかわっています**。


エストロゲンがピタッとハマる「鍵穴」ともいえるエストロゲン受容体は、脳の海馬《かいば》という場所にも存在しています。この海馬は、記憶の司令塔ともいえる場所なのですが、卵巣から出るエストロゲンが減少していくと、海馬の働きも鈍ってしまうため、もの忘れや記憶力の低下が起こりやすくなるのです。「私のもの忘れもホルモンのせいなのね」と少しホッとした方もいるでしょうか。

もの忘れ以外にも、そのほかの更年期症状が気になる場合は、**ホルモン補充療法を考えてみるのも手**。ホルモン補充療法も始める時期によっては、記憶を中心にした脳の認知機能にもよい影響を与えるといわれています。

「今日のランチ、何食べたっけ？」といったもの忘れは、良性健忘《りょうせいけんぼう》といってよくあることですが、「お昼を食べた」という事実そのものを忘れていたり、あまりに症状が深刻になっている、家族の病歴などからもアルツハイマー病などの不安を感じるといった場合は、**脳神経内科などで精密検査を受けること**をおすすめします。

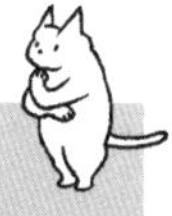

女性の6割が経験している……尿もれ・頻尿

「くしゃみをしたら、尿もれをしてしまった」
「急に尿意をもよおして、間に合わなくて下着を汚してしまった」

尿の悩みもなかなか他人にはいえないものですが、実に多くの女性が尿もれを経験しています。一般消費財メーカーP＆Gジャパンが行った調査によれば、40代・50代の更年期世代で「尿もれを経験したことがある」と答えた人は6割以上だったそうです（＊5）。

この「尿もれ」にも、実は2つの種類があります。

重いものを持ったり、咳やくしゃみをするなど腹部に圧力がかかったときに、尿がもれてしまうタイプの尿失禁を**「腹圧性尿失禁」**といいます。エストロゲンは膀胱や腟の働きをサポートする役割もあるのですが、腹圧性尿失禁が起こるのは、必ずしもホルモンの影響だけともいえず、**加齢によって骨盤底筋の筋力が低下していることが大きな要因**と考えられています。

骨盤底筋は、その名のとおり骨盤の底にまるでハンモックのように張りめぐらされ、骨盤内にある子宮や膀胱などの臓器を正しい位置に保ってくれる大切な筋肉です。さらに、尿道や肛門を締めたりゆるめたりする役割も担っています。しかし、出産や加齢によってこの骨盤底筋がゆるむと、ふとしたタイミングで、尿道括約筋《にょうどうかつやくきん》（骨盤底筋の一部）が尿道を締めきれなくなって尿がもれてしまうのです。骨盤底筋のトレーニング方法は200ページからくわしくご紹介しますね。

「敏感すぎる膀胱」にはトレーニングも有用

尿もれのもうひとつのタイプが、急に尿意をもよおすとトイレまで我慢することができずもれてしまう「切迫性尿失禁」です。これは、膀胱に問題が生じる「過活動膀胱」のひとつに分類されています。いわば膀胱の知覚過敏です。

早めのトイレが習慣になっていたり、「どうしよう、またトイレに行きたくなるかも……」と思えば思うほど、頻繁にトイレに行きたくなる方もいると思います。しかし、これを続けていると、かえって膀胱が伸びにくくなったり、過敏になってしまい、膀胱に蓄えられる尿の量がますます少なくなってしまうのです。

尿もれはあまり起きないけれど、頻尿が気になるという方なら「膀胱トレーニング」も有効です。尿意を感じてもすぐに排尿をせず、トイレに行く間隔を少しずつ長くしていく訓練法です。

① 尿意を感じたとき、5分間程度、トイレに行くことを我慢する。
② 5分間我慢できるようになったら、10分、15分と時間を延ばしていく。
③ 最終的には、排尿から排尿の間隔が2～3時間になるようにする。

手軽な対処法として尿もれパッドを使うほか、重度の過活動膀胱の方は、薬物療法という選択肢もあります。そのほかにも下がってしまっている子宮や膀胱を持ち上げる「ペッサリー」という器具を挿入するなど、さまざまな対処法があります。

「トイレが不安」という理由で外出を楽しめなくなるのは、なんとも残念なこと。**日常生活に支障がある方は、ぜひ泌尿器科や婦人科で相談**してみてほしいところです。

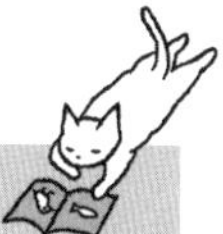

「あれ？　おまたに違和感が」……骨盤臓器脱

「お風呂でおまたを洗っているとピンポン玉のようなものが触れる」
「なにか、おまたの間に挟まっている感じがする」

そんな下半身の違和感を訴えてクリニックに来院される方もいます。

骨盤底筋が出産や加齢によってゆるむことで、骨盤内に収められていた子宮や膀胱、直腸がだんだんと下がってきて、膣から体外に出てしまうのが「骨盤臓器脱」です。これがひどくなってくると違和感だけでなく、トイレが近い・尿もれ・尿が出にくい・便秘など、排尿や排便にも支障をきたしてしまいます。

子宮を支えるじん帯がゆるみ、子宮が下がる「子宮脱」や疾患により、子宮を切除したケースで腟壁が出てくる「腟断端脱《ちつだんたんだつ》」、腟の前側にある筋膜がゆるんで膀胱と一緒に下がる「膀胱瘤《ぼうこうりゅう》」、腟のうしろ側にある筋膜がゆるんで直腸と一緒に下がる「直腸瘤」などの種類があります。

まずは、骨盤底筋を鍛えることが大切です。半年ぐらい骨盤底筋トレーニング（200ページ参照）を頑張ったもののそれでもよくならない……という場合は、「ペッサリー」と呼ばれるリングを腟内に入れて子宮や膀胱を支えたり、「フェミクッション」という医療機器で外から支える方法も。また、骨盤底筋の代わりになる「メッシュ」を用いた手術による治療法もありますので、ぜひ婦人科に相談してみてください。

骨盤臓器脱のおもな種類

正常な状態

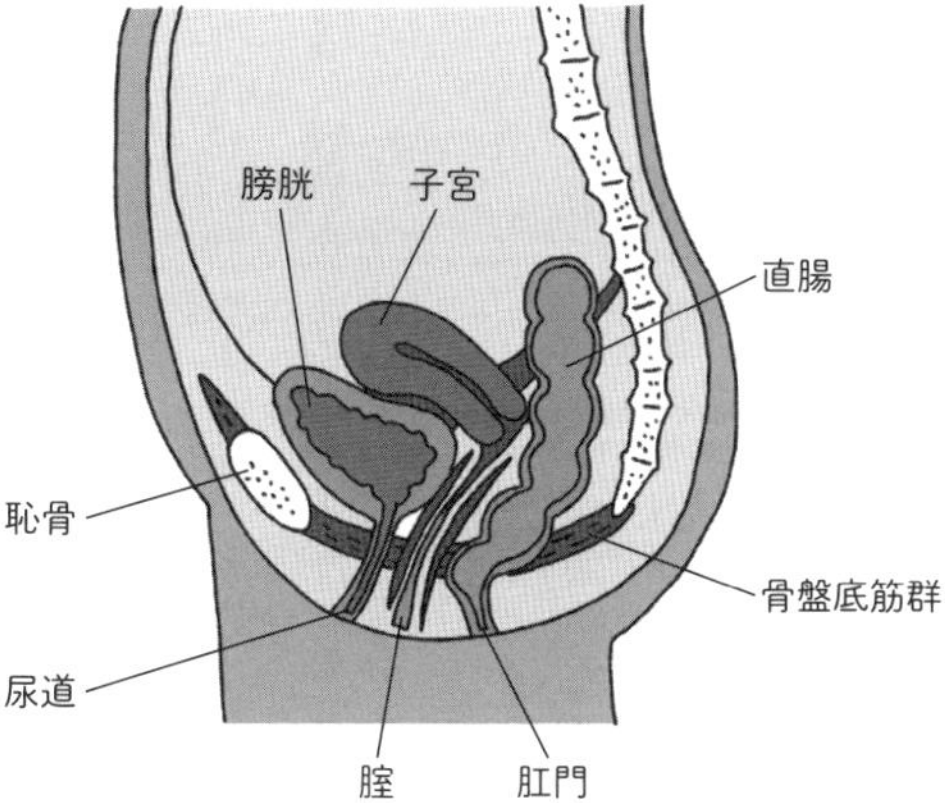

子宮脱

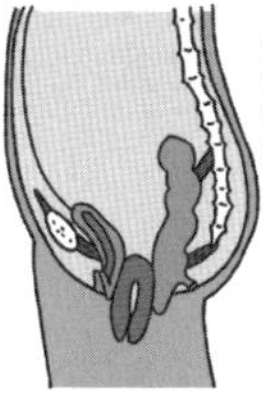

膣断端脱

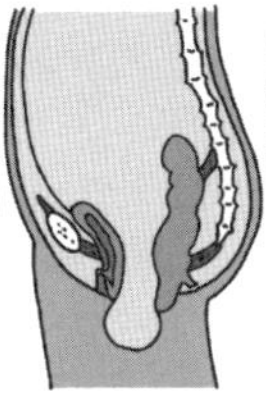

膀胱瘤

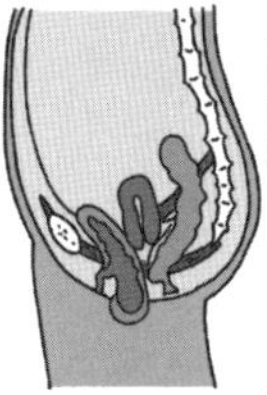

直腸瘤

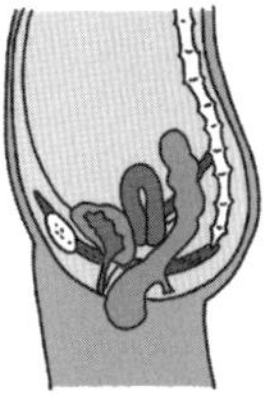

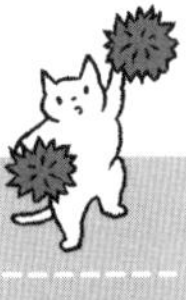

かゆみ、におい、ヒリヒリ感……デリケートゾーンのトラブル

陰部がかゆい、ヒリヒリする、下着のにおいが気になる、性交痛がある、尿もれがする、膀胱炎を繰り返す……更年期以降は、デリケートゾーンにまつわるお悩みが増えてくる時期です。

かつては、「老人性腟炎」「萎縮性腟炎」と呼ばれていたものが、ほかのさまざまな症状を含めて「閉経関連尿路生殖器症候群（GSM）」という包括的な概念として2014年に提唱されました。

腟の自浄作用が低下することが一因

女性の腟にはもともと、腟内を酸性に保ち、病原体や雑菌から守ってくれ

GSMの代表的な症状

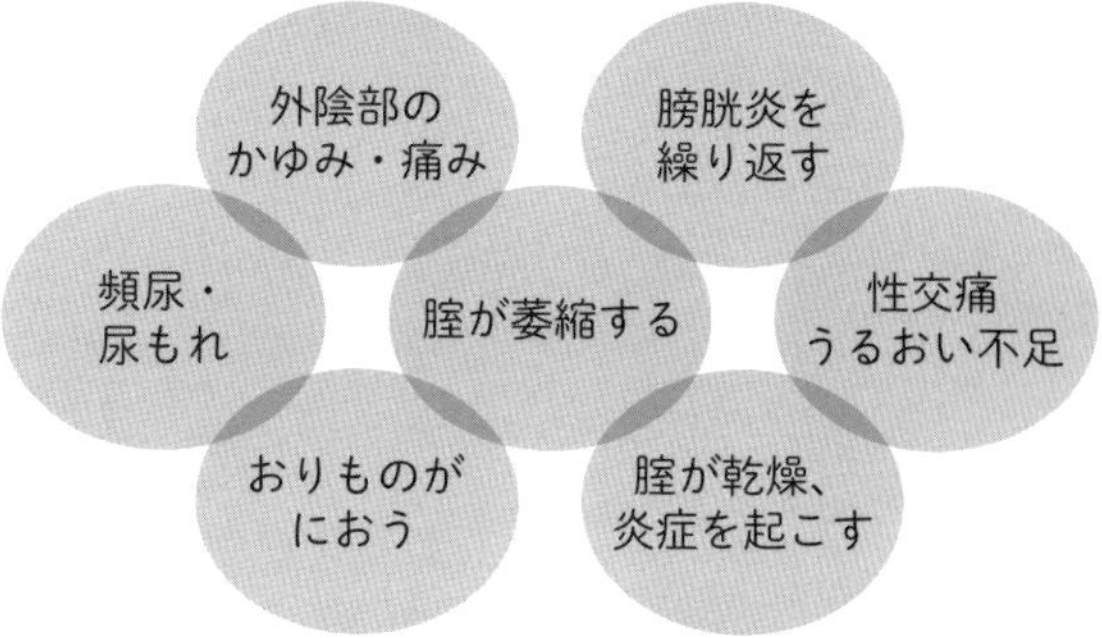

る自浄作用があります。しかし、閉経後にはエストロゲンが減ることで、この自浄作用が低下し、においが気になったり、膣が乾燥して萎縮したり、炎症を起こすなどの症状が起こるのです。

女性に備わった自浄作用は膣にある「細菌」のおかげです。細菌と聞くと、ぎょっとするかもしれませんが、腸の中にも善玉菌や悪玉菌など多くの細菌が生息しているように、女性の膣内にも細菌が生息していて、この集まりを「膣内フローラ（細菌叢《さいきんそう》）」と呼びます。

この膣内フローラについてはまだまだ

解明されていないことも多いのですが、膣内フローラのバランスを正しく保ち、においなどの不快な症状を改善してくれるサプリメントやジェルも近年、開発されています。取り扱っている婦人科も増えていますので、ぜひ相談してみてください。

更年期のかゆみ、かぶれは「乾燥」が原因の場合も

病院に行き、淋《りん》病やクラミジアなどの性感染症やカンジダではないとわかって、それでも外陰部のかゆみやかぶれの症状がある場合は、**エストロゲン減少によるデリケートゾーンの乾燥**が一因かもしれません。閉経後、エストロゲンが減ると外陰部が萎縮し、うるおいがなくなってくるので、摩擦に弱くなり、かゆみを起こしやすくなるのです。乾燥対策に、自分に合った保湿剤を見つけられるとよいですね。ワセリン、馬油《ばーゆ》、スクワランなど、ドラッグストアで買えるものもあります。

おりものが多い……おりものシートが逆効果なことも

また、おりものが多くてムレていることから、かゆみやかぶれが引き起こされていることもあります。先ほどお話ししたように、閉経に差しかかると腟内フローラが変化し、善玉菌が減ってしまいます。しかし、体はなんとか頑張って「外部の悪い菌を体に入れないようガードしよう」と、今度はおりものによって、菌を押し流そうと自浄作用が働いているのですね。

おりものシートを長時間使用している方は、それが原因で接触性皮膚炎を起こしている場合も多いです。この場合、おりものシートをやめて、布ナプキンやオーガニックコットンの下着を使う、または、ガーゼをショーツに当てるなどしてこまめに替えてもらうことをおすすめしています。

ちなみに、おりものに出血が混じっている場合は、子宮がんの症状も疑われるので、まずは婦人科へ（子宮がんについては２４２ページでも取り上げます）。子宮がんの疑いがなければ、萎縮性腟炎が原因といえます。

デリケートゾーンは泡でやさしく洗う

近年、デリケートゾーン専用のソープがたくさん販売されていますが、まずはどんなものを選ぶのであれ、「しみないこと」が大切です。「においが気になるからキレイにしよう」と思うのはとてもよいことですが、ゴシゴシと力まかせに洗わず、泡でやさしく洗ってあげましょう。また、トイレでもゴシゴシと拭かないことを心がけてみてくださいね。

弱いエストロゲン腟剤を使う選択肢も

腟が萎縮し、外陰部の違和感やヒリヒリ感がある場合は、病院で**エストロゲンの腟剤（腟に入れるお薬）で治療する**という選択肢もあります。使用するのは、「エストリオール」という、エストロゲンの中でも弱いタイプのお薬です。一般的にホルモン補充療法（ＨＲＴ）で使われるお薬とは違い、子宮内膜や乳腺への刺激はないので、安心して使用できます。また、赤みが強ければステロイド軟こう、かゆみ止めの抗ヒスタミン剤などの塗り薬を、場合によっては皮膚保護剤を処方することもあります。

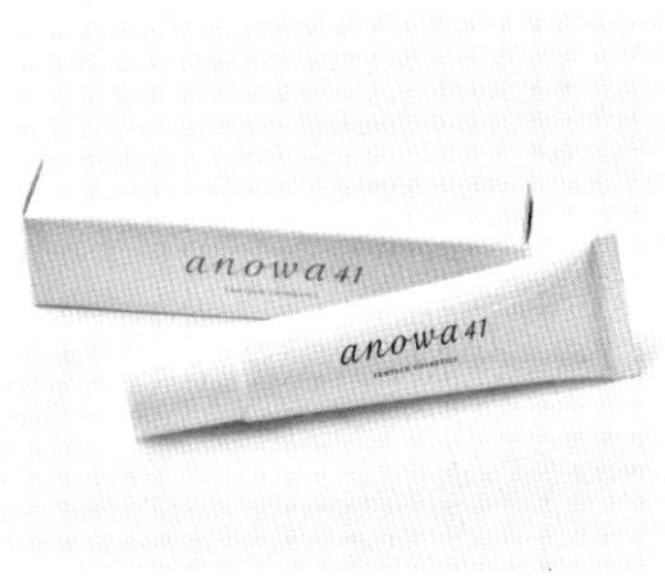

ヒト幹細胞や腟内の善玉菌・乳酸桿菌が入ったデリケートゾーン専用ジェル「Anowa41」。医療機関限定で処方されている。

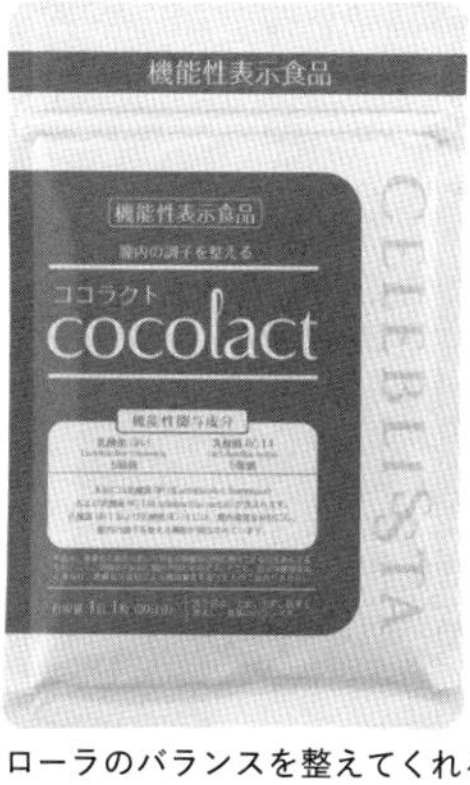

腟内フローラのバランスを整えてくれるサプリ「ココラクト」。インターネットなどで手に入る。

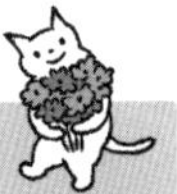

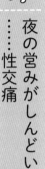

夜の営みがしんどい……性交痛

性交渉の際に感じる痛みには、さまざまな要因が考えられます。

挿入された際、痛みを感じる場合は、子宮内膜症や子宮筋腫、クラミジア感染症、またカンジダなど婦人科系の病気も心配ですね。**性交渉以外のときにも痛みが気になるようなら、婦人科を受診**してみてください。

しかし、原因となる病気は見当たらないのに、「ぬれづらくて痛い」というお悩みもあるかと思います。女性器がぬれないまま挿入すると、摩擦によって痛みが生じます。エストロゲンの減少により、膣から出る分泌物が出づらくなってくるのも一因ですね。ホルモン補充療法は性交痛に対し、とてもよい治療法のひとつですが、すべりをよくするために潤滑ゼリー剤を使うのもおすすめです。

まずは痛みの原因を知って、コミュニケーションを

性交渉の本質は「共生：共に生きるための喜び」です。パートナーと愛し合い、慈しみ合う行為として、ハグをしてキスをして、愛情深いふれあいの中、膣内にペニスを挿入する行為があるはずです。挿入に苦痛を感じる背景には、トラウマや恐怖心、精神的ストレスなど心理的な要因がかかわっていることもあります。

「痛い」といっても要因は複雑なので、まずは痛みの原因を知ること。そして、痛みをガマンせず、**パートナーとコミュニケーションを取ってみてください。**

挿入することが、愛情の最高峰ではありません。パートナーとやさしくハグをしたり、ふれあうことで幸せを感じられる……そんなふうに性交渉の形を変えるのもとても素敵だと思います。

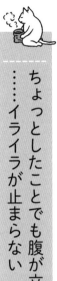

ちょっとしたことでも腹が立つ……イライラが止まらない

なにげない夫のひと言にイラッとして、思わず口調がキツくなる。するとすかさず相手からの「なんだよ、そんなにイライラして。更年期か？」という言葉にますますイラッ……。

怒りたいわけじゃないのに、自分でもコントロールできない感情の起伏に悩まれる方も多いですよね。

更年期にさしかかりエストロゲン量が減少することによって、不安やストレスを和らげ、精神を安定させる働きのあるホルモン「セロトニン」がうまく伝わらなくなってしまうため、イライラや不安、焦燥感など、なにかと感情が不安定になることも多いといわれています。こういった症状は、**ホルモ**

ン補充療法や漢方薬が功を奏すことが多いです。

一方で、感情の起伏はその人の性格や気質、環境によるストレスも大きく影響しているため、必ずしも「ホルモンのせい」といえないのが難しいところ。職場では部下と上司の板挟み、家では子どもが反抗期……など、自分の思うようにものごとが進まないことも多いですよね。

家と職場の往復だけという生活をしていては、人間誰しもいきづまってしまいます。そこでおすすめなのが、家や職場ではない「サードプレイス（第三の場所）」を持つことです。お気に入りのカフェでひとりくつろぐ、習い事をする、ジムに通う、好きなアーティストのライブに行くなど、「お母さん」や「妻」、「〇〇部長」といった社会的な役割や肩書から切り離された、「自分の居場所」をひとつでもふたつでも持つことで、気持ちを切り替えられるようにしてストレスを手放していきましょう。

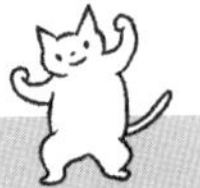

ホルモン補充療法でよくなることも……憂うつ、抑うつ

エストロゲンの量が低下すると、幸福感をもたらす脳内の神経伝達物質**「セロトニン」が減り、気分が落ち込んで抑うつ的な気分になる**といわれています。ホルモン補充療法、漢方薬はうつ症状にも有効な治療法です。

ただ、これも必ずしもホルモンの変化だけがすべての原因とはいえず、社会的な状況や心理的な要因も深く影響するものです。特に40代、50代には両親や親戚との死別、ペットロス、子どもの独立など喪失感を経験することも多いでしょう。更年期外来や心療内科などのカウンセリングは、自分の気持ちを整理して、客観的にとらえられるようにする「認知行動療法」という治療法で、これも有効な手段となります。

DSM-5のうつ病診断基準

下記の9つの症状のうち、1または2を含む5つ以上の症状があり、それが2週間以上続いている場合は「うつ病」の可能性を積極的に検討する必要がある(※)。

1	ほとんど一日中、ほとんど毎日、気分が落ち込んでいる
2	ほとんど一日中、ほとんど毎日、興味を持ったり喜びを感じたりしない
3	ほとんど毎日、食欲が低下または増加して、体重の減少または増加がいちじるしい
4	ほとんど毎日、眠れない、または眠りすぎている
5	ほとんど毎日、話し方や動作がいつもより遅くなったり、イライラしてじっとしていられなくなったりする
6	ほとんど毎日、疲れを感じていたり、やる気が出なくなったりする
7	ほとんど毎日、自分に価値がないと感じたり、自分を責めるような気持ちになったりする
8	ほとんど毎日、思考力や集中力が低下して、決断ができない
9	何度も死について考えたり、死にたいと思ったりして、死ぬための計画を立てたりもする

※ここに挙げた項目はDSM-5のA項目であり、正確にはB〜E項目まで検討する必要がある。

（＊6）

患者さんの中には、「ホットフラッシュがひどくてホルモン補充療法を続けていたら、気落ちする日が少なくなった」という方もいらっしゃいます。閉経によるエストロゲン減少は脳の伝達系に影響を及ぼすため、エストロゲンを補充することでうつ症状も軽減したのでしょう。しかし、「ホットフラッシュはあまりなくて、メンタルの症状だけ強い」という方の場合は、ホルモン補充療法が効きづらい印象もあります。

更年期障害とうつ病などの精神疾患の見極めは難しいこともあります。「わけもなく涙が出る」「食欲が出ない」「自分が悪いと責めてしまう」といった日が続く場合は、**早めに心療内科を受診してみる**のがおすすめです。

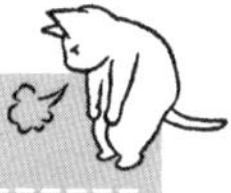

「更年期は今までの7割で上出来」……だるい、疲れやすい

クリニックの更年期外来を訪れる患者さんの大多数が、「疲れやすい」「体がだるい」といったお悩みを抱えています。これらの症状は、必ずしも女性ホルモンの低下と密接に関連があるわけではありませんが、これまでのように「徹夜で仕事をする」「オールナイトで遊ぶ！」などといった無茶なすごし方ができなくなるのが、更年期の時期なのです。

更年期は、「上手に手を抜く」方法も取り入れていきたいですね。手を抜く、というと罪悪感を覚える方は、やるべきこと／やらなくていいことを上手に取捨選択して、「メリハリをつける」といえばよいでしょうか。これまで頑張って仕事に家事、育児、介護……とこなしてきた方も、更年期を機にいったん立ち止まって、これまでのやり方を見直してみるのもよいと思います。気力や体力の変化を柔軟に受け入れて、「これまでの70%ができれば上出来だわ」と自分にいってあげられたら素敵ですね。

甲状腺、肝機能の異常などが隠れていることも

ただし、疲れやすいという方が気をつけておきたいのが甲状腺の病気です。甲状腺ホルモンはエネルギー代謝とも密接に関係しているので、その量が多すぎても少なすぎても、疲れやすくなるのです。

また、貧血や肝機能の異常や糖尿病にも、だるさや疲労感の症状が見られます。「更年期だから仕方ないわ〜」と思っていたら、ほかの病気だった……ということもあるので、注意が必要です。鑑別診断《かんべつしんだん》（診断しづらい病気について、ほかの病気ではないことを確認して、最終的にその病気だと診断すること）については、115ページでもくわしく取り上げていきます。

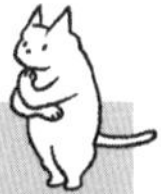

睡眠も年齢とともに変化する……寝つけない、夜中に目が覚める

若い頃は何時間でも寝られたのに、最近なんだか寝られない。疲れているのに寝つけない……更年期と睡眠のお悩みは尽きることがありません。

すでにお話ししたように更年期では女性ホルモンが急激に減ることで、脳のコントロールセンターに混乱が生じ、自律神経が乱れがちに。そのため睡眠のバランスも崩れてしまいます。また、ホットフラッシュやほてりが夜中に起こることもあり、寝苦しさから目が覚めてしまうこともあります。

不眠症の症状は、なかなか寝つけない「入眠障害」、夜中に目が覚める「中途覚醒」、朝早く起きてしまう「早朝覚醒」、そしてぐっすり寝た感じがしない「熟眠障害」の４つがあります。このような症状と日中の不調が週に

3日以上あり、それが3か月以上続く場合、慢性不眠症と診断されます。満足のいく睡眠が取れず、**あまりにつらい場合は、心療内科や精神科、更年期外来などに相談**してみてくださいね。

睡眠時間が多少短めでも、翌日元気にすごせれば大丈夫

一方で多少、眠りが浅く感じられても、**日中元気にすごせていれば、睡眠時間や目覚めた回数に神経質になりすぎなくても大丈夫**。一般的に10歳までは8〜9時間の睡眠時間が必要といわれていますが、年齢とともに基礎代謝が減って日中の活動量が減れば、多くの睡眠時間を必要としなくなります。

また、加齢によって深い眠りのノンレム睡眠の時間が減り、浅いレム睡眠の時間が増えるので、ちょっとした音や光などで目が覚めるというわけです。睡眠も年齢とともに変化するのですね。

夜、寝つきをよくするためには夕方以降のカフェインは控えめに。また眠

る前にアルコールを飲むとかえって眠りが浅くなってしまいます。夜は明るすぎないように照明を落として、刺激のない穏やかなムードをつくるようにしましょう。眠る前のルーティンについては、２０５ページでもくわしく取り上げます。

ちなみに、ホルモン補充療法で用いられる天然型プロゲステロン製剤の「エフメノ」というお薬があるのですが、これは神経伝達物質ＧＡＢＡを活性化し、眠気をもたらす作用があります。そのため、ほかの更年期症状に悩む方に「この薬を飲むようになってからよく眠れるようになった」という感想をいただくことも多いです。

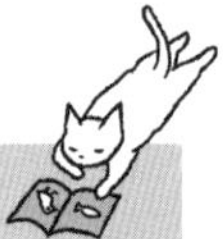

食欲がない、便秘、腹部膨満感……消化機能のお悩み

食欲がない、便秘に悩まされるといった胃腸の不具合を感じる更年期世代も多いようです。また、脂っこいものを食べると胃がもたれるので、「焼肉ではカルビは、ほんの数切れだけ」という方もいるのではないでしょうか。

胃や腸は自律神経と密接にかかわっているので、**更年期に自律神経が乱れることで消化不良になったり、胃がもたれる**こともあります。また、大腸の動きが鈍くなることで、お腹が張る、ガスがたまる、便秘や下痢になるなどの症状を引き起こします。

けれど、消化器系の症状を即座に「更年期のせい」とひとまとめにしてしまうのは、ちょっと考えもの。精神的なストレスも便秘や下痢を引き起こす原因となりますし、**まずは胃腸科や消化器系の検査**をしてみましょう。

また、「お腹が張る」「下腹部の痛みがある」といった場合、**卵巣や子宮の腫瘍やがんの可能性も**。気になる場合は、婦人科を受診してみてください。それでも原因となる病気がなければ、更年期症状のひとつかもしれません。

食欲不振には、健胃作用のある「六君子湯《りっくんしとう》」などの漢方が効く方もいらっしゃいます。かつて、私がまだ駆け出しの医師の頃、あらゆる検査をしても問題がないものの、腹部膨満感に悩む患者さんに「八味地黄丸《はちみじおうがん》」という漢方を処方したところ、ラクになったと喜んでもらったこともあります。こういった**漢方薬も選択肢のひとつ**として、知っていて損はないでしょう。

便秘には、食物繊維がやはり大切。キノコや大豆製品、海藻などには食物繊維が豊富で、腸の働きを活発にして、便通を促します。なかでも大豆製品にはイソフラボンも多く含まれており、これが女性ホルモンと似た働きをします。これについては１９０ページでもくわしくご紹介していきますね。

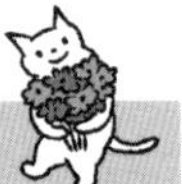

全身がカラカラ！……肌の乾燥・かゆみ、ドライアイ、口の乾き

「肌が乾燥して、いくら保湿をしてもまったく追いつかない」

季節を問わず、乾燥に悩まされる更年期世代も多いですよね。女性ホルモンのエストロゲンは、皮膚のハリや弾力を保つコラーゲンやヒアルロン酸の産生にも深くかかわっていますので、**エストロゲンの量が低下すると肌の弾力やみずみずしさが失われてしまう**のです。

肌が乾燥すると、外部の刺激から皮膚を守ってくれる「バリア機能」が弱まり、かゆみや肌荒れが起こる原因となります。あまりに顔の皮膚がヒリヒリするといった場合は、これまで使っていた**基礎化粧品を見直して、低刺激のものに替えてみる**のも一案ですね。

また、乾燥から肌のかゆみを覚えると、ついかきむしってみたくなりますが、ここはグッと我慢。かゆくて肌をかいてしまうと、ヒスタミンなどのかゆみの原因となる物質が分泌される「肥満細胞（マスト細胞）」という細胞が、かゆい場所に集まってしまい、ますますかゆくなる……といった悪循環が起きてしまいます。また、皮膚をかきむしってしまうとそこに傷がついて、バリア機能が低下することも。かゆみを感じたら、抗ヒスタミン剤を服用したり、角質に水分を補う働きのある尿素が入ったクリームを塗るなどして、症状を落ち着かせてみましょう。全身の乾燥予防として、保湿効果のある入浴剤を使うのもおすすめです。

ドライアイや乾燥を伴う目の痛み、口の渇きがひどい場合は、**「シェーグレン症候群」**を疑います。これは全身性の自己免疫疾患で指定難病にもなっています。気になる方は内科や眼科、耳鼻咽喉科を訪れてみてください。

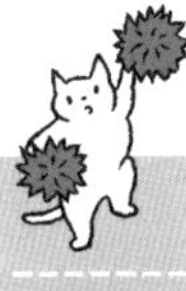

太りやすいし、やせにくい ……更年期太り

食事の量は変わらないのに、すぐに太ってしまう気がする。昔は少しダイエットを頑張ったら、体重がスルスルと落ちたのに……。「更年期太り」なんて言葉もよく聞かれますよね。

摂取カロリーが「基礎代謝量＋日常動作による消費カロリー」を上回れば、体重が増えるのはご存知かと思います。しかし、**年齢が上がるほど基礎代謝量が減る**ため、これまでと同じ生活を続けていたら太りやすくなってしまうのです。なんとも厳しい現実ですね。

ここでいう基礎代謝とは、心臓を動かしたり、呼吸をしたりといった人が生きていくために最低限必要なエネルギーのこと。なかでも、もっとも多くエネルギーを消費しているのが筋肉です。つまり、**筋肉を増やすと基礎代謝量が上がり、消費カロリーも増える**というわけです。適切なカロリー摂取に加えて、スクワットなどの筋トレやウォーキング、すきま時間の「ながら運動」（１９７ページ参照）など、毎日少しずつ運動習慣をつけていきましょう。

「体重は変わらないのに、更年期になってお腹だけぽっこり出てきた」という方もいるでしょう。エストロゲンは内臓脂肪がたまるのを防ぐといわれていますが、更年期には**エストロゲンが減少するため、内臓脂肪が増えて、その上、内臓を支える筋肉が減るので下腹が出てしまう**のです。ぽっこりお腹防止のためにも、筋肉をつけることは重要なのですね。

なお、極端なダイエットは、骨がもろくなる骨粗しょう症のリスクも増加します。また、やせすぎると皮膚の弾力が失われてシワが増えてしまうことも。「更年期は少しぽっちゃりなくらいが若々しく見えるわ」という言葉が苦しい言い訳にならないよう、私も筋トレに励もうと思います（笑）。

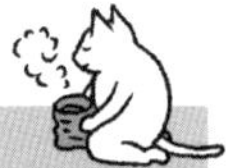

つらいときは専門外来へ……頭痛、めまい、浮遊感

子どもの思春期やローンの返済など「頭痛のタネ」が減らない更年期。そんなとき、本物の頭痛に悩まされたら、さらにしんどいですよね。

更年期の頭痛には、さまざまな要因があります。女性ホルモンの変調や血行不良、肩甲骨周辺の筋肉の硬直、もともと片頭痛や筋緊張性頭痛を持っている、などです。

日々頭痛薬が手放せない、あまりにしんどくて寝込んでしまうという場合は、**頭痛外来**を訪れるのも手。脳腫瘍や脳血管障害などの病気が隠れていることもあるので、定期的に脳ドックを受けるのもおすすめです。

デスクワークで長時間同じ姿勢をし続けていることから、首や肩がこって頭が痛い、という方は首元にホットタオルを当てて、首周りの血行を促すのもよいですよ。

ラジオ体操でめまいを改善

めまいや浮遊感もやっかいですよね。

特に40歳以降に起こりやすいのが、「良性発作性頭位めまい症」です。じっとしているときは起こらないものの、朝起きたとき、目薬を差そうと上を向いたときなど、頭を動かすと特定の位置でめまいが起こるのが特徴です。目の前がぐるぐるするような回転性のめまいを覚えることが多く、耳の奥の耳石《じせき》という部分がはがれてしまうことが原因のひとつといわれています。この耳石の代謝には、エストロゲンが関与しているといわれていますが、安静にしていると、耳石が吸収され徐々に治っていきます。

この回転性のめまいは、運動不足も要因のひとつ。三半規管を鍛えるためには、さまざまな方向に頭を動かす毎日のラジオ体操もおすすめです。

貧血や立ちくらみを伴うめまいには、鉄分を摂取したり、全身の血行を促す、下半身の筋肉をつけるなどのセルフケアも大切です。

また、めまいでは「メニエール病」も有名ですね。これは、耳のリンパ液が過剰にたまることによる内耳のむくみなのですが、めまいのほかに、吐き気、耳鳴りなどの自覚症状もあります。めまいは、まず耳鼻科で診察を受け診断してもらいましょう。ほかにも、立ちっぱなしの状態が続くとめまいが起こりやすい場合は、「起立性低血圧」を疑います。

ただし、手足がしびれる、ものが二重に見えるなどの症状がある場合は緊急を要します。脳卒中や脳腫瘍といった重篤な病気の前兆である可能性も。一刻も早く脳神経外科を受診してください。

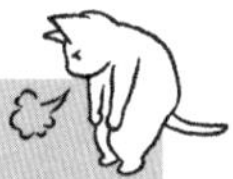

要因は加齢や生活習慣など複合的……薄毛、抜け毛

年齢を重ねるにつれて、髪が細くなった、うねってスタイリングが決まらない、パサパサが気になるというお悩みを抱える方も少なくないでしょう。

たしかに更年期以降は、エストロゲンが減ることで、ヘアサイクル（毛周期）に変化が生じるともいわれていますが、加齢や食生活の乱れによる栄養不足、強いストレス、睡眠不足、喫煙、遺伝的要素などさまざまな要因が複合的に絡み合って、頭皮や頭髪に影響を及ぼしていると考えられています。

また、女性の場合、男性のように毛がすべて抜けてしまうことは少なく、髪の毛1本1本が細くなって、全体のボリュームが小さくなるのも特徴です。

東洋医学のルーツともいえる、古代中国の医学書『黄帝《こうてい》内経《だいけい》』には、35歳で「髪始めて堕る（髪も抜け始める）」、42歳で「髪始めて白し（白髪が出てくる）」といったように、加齢による髪の変化が記されています。『黄帝内経』は中国の漢代（紀元前206年〜後220年）頃に編さんされたと推定されていますから、2000年以上もの昔から、人類は加齢による髪の毛の変化に悩まされているのですね。

もっとも、全員が全員、年を重ねたら髪の毛が薄くなるわけではありません。頭皮環境を整える効果のある**アミノ酸系シャンプーなどで洗う**、洗ったら**根本までドライヤーでよく乾かす**、髪をつくるケラチンの生成に欠かせない**亜鉛を含む食材をとる**など、生活習慣やヘアケアの改善をしてみましょう。

髪の毛のお悩みは個人差もあり、他の人から「あなたの髪は薄くないわ」「全然、気にならないわよ！」といわれても、当人は気になってしまうこともあります。そんなときは、**毛髪外来を受診する**のもおすすめ。「ミノキシジル」などの薬剤治療やレーザー治療、サプリメントで効果を実感する方もいますよ。

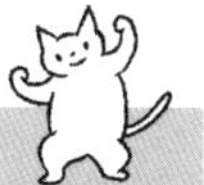

「更年期だから」という前に ～鑑別診断

ここまで、さまざまな更年期症状をお話ししてきました。

「私にもこんな症状、あるある！」と思った方、また「更年期には、こんな症状もあるのね」と驚いた方もいるかもしれませんね。また、「な～んだ、私の不調は更年期のせいだったのね」と安心した方もいるでしょうか。

更年期の症状は、実に多種多様。一説には、２００種類以上もあるといわれていますし、症状の出方は個人差が大きいものです。そして、**大切なのは気になる症状をすべて「更年期だからだ」と決めつけない**ことです。

すでに60ページでお話ししたように、更年期障害を考える際にポイントとなるのが、体に現れるさまざまな症状に対して「原因となる病気がないこと」でした。「この症状があるから、更年期障害ね」と考えるのではなく、診察において「こっちの異常はないね」「あっちも異常ないね」とあらゆる病気の可能性がないことを明らかにして、19ページで紹介した簡略更年期指数を見て、「それならば更年期障害なのでは？」と診断していきます（これを除外診断といいます）。

気になる症状を引き起こす原因を正確に見極める検査が大切

更年期障害を心配して、私のクリニックを訪れる患者さんにも「疲れがやすい」「いくら寝ても疲れが取れない」と訴える方がたくさんいます。たしかに、更年期には疲れやすくなる方も多いのですが、よく似た症状に「甲状腺機能低下症」があります。これは甲状腺ホルモンの分泌量が減り、新陳代謝が低下する病気で、疲れやすい、寒がりになる、体温の低下、体重の増加など、更年期の不調とよく似た症状が現れます。また、甲状腺の異常はなく

鑑別診断

気になる症状・不調	更年期症状に間違いやすい病気	検査
動悸・体重減少・指の震え・暑がり・発汗・疲れやすい・下痢・筋力低下・イライラ	甲状腺の病気（バセドウ病）	①甲状腺機能の採血検査 ②甲状腺内科での超音波検査などの画像検査、診察
無気力・疲れやすさ・全身のむくみ・寒がり・体重増加・便秘・かすれ声	甲状腺の病気（橋本病）	
関節痛・関節の腫れ・手のこわばり	関節リウマチ	①採血検査 ②リウマチ内科や整形外科の画像検査、診察
腰痛・手足のしびれ	脊柱管狭窄症・椎体骨折・椎間板ヘルニア・強直性脊椎炎（骨が固まってしまう難病）	整形外科でのＸ線検査、MRI などの画像検査
頭痛・吐き気・めまい	脳の病気（脳血管異常、脳腫瘍など）、耳鼻科の病気（メニエール病など）	脳外科での画像検査、耳鼻科での検査
動悸・息切れ・むくみ・冷え・疲労感	心臓の病気（心不全、不整脈など）	循環器内科での心電図、心臓超音波検査など

（＊7）

ても血液検査をしてみたら貧血だった……なんてことも。ストレスが多い環境で睡眠不足だった、ということもあります。「疲れが取れない」といっても、これだけさまざまな病気の可能性があるんですよね。

このように、**「更年期の症状かしら？」と思われている不調の背後に隠れているかもしれない病気を見逃さないこと**が、とても重要です。

気になる症状の原因を正確に特定するために、ほかの科を紹介することもあります。つらい症状が、「めまい」「耳鳴り」であれば耳鼻科、「胸が締めつけられる」「高血圧」「むくみ」なら内科、「腰痛」「手足のしびれやこわばり」等は整形外科、「頭痛」は脳神経外科や神経内科、「膀胱の症状」は泌尿器科を受診して、原因となる疾患がないかどうか調べます。このように、**症状を引き起こしている原因を正確に見極めるための診断を「鑑別診断《かんべつしんだん》」**といいます。更年期症状に似た症状や検査の概要を前ページの表にまとめたので、ぜひ参考にしてみてくださいね。

column

男性の更年期

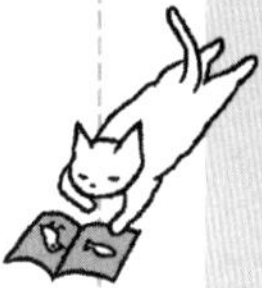

男性にも更年期障害はあります。しかし、女性と本質的に違うのは男性には〝閉経〟がないこと。閉経を機に一気に女性ホルモン（エストロゲン）が低下する女性と違い、男性ホルモン（テストステロン）は加齢とともにゆっくり減少します。しかも個人差が大きく、70歳代の男性のほうが20歳代の男性よりテストステロンが高い場合もあります。

男性の更年期障害を正確には「加齢男性性腺機能低下症：LOH症候群」といい、大きく3つの症状が出るとされています。①体では筋力低下、内臓脂肪の増加、骨量減少 ②メンタルではイライラ、気分の落ち込み、疲労感、睡眠障害 ③性機能では性欲低下、勃起の質と頻度の低下です。テストステロンには、集中力・リスクを取る行動など高次脳機能をつかさどる、筋肉の量・強度の維持、腎臓・骨髄における造血機能を刺激、性行動・性機能および精子形成、動脈硬化の予防などの働き

column

があるので、テストステロンが減るとさまざまな症状が起こるのです。

治療はテストステロン補充療法です。2～4週ごとの筋肉注射をするのですが、副作用があったり、使用できない人もいるので、メンズヘルスケアを専門にしているクリニックでの診察、管理が必要です。相談先はメンズヘルス医学会のホームページ（https://mens-health.jp/）で認定医を探すのがおすすめです。ほてりや発汗などの症状が出る方もいますが、ストレスなどによる自律神経失調の症状の可能性が高いと思われます。女性と違い、メインとなる症状は気分の落ち込みと性機能の低下。メンタルクリニックでの向精神薬がうまく合わない場合、テストステロン補充が有効な場合があります。

男性がテストステロンを減らさないために、「バランスのよい食事」「適度な運動」「良質な睡眠」が大切なのはいうまでもありませんが、どうやら競技スポーツの観戦など闘争心をかき立てることがよいそうです。実際にスポーツをやらなくても応援することはテストステロンを高めるそうです。そして、ストレスをためない、たくさん笑う、職場・家庭・その他のコミュニティで自分の価値を実感できるようなやりがいを感じること。人生を充実させる秘訣と同じなのかもしれませんね。

第3章

婦人科との上手な関わり方

「更年期障害の治療ってなにをするの？」
「ホルモン補充療法って副作用が気になる」
「病院に行くタイミングって？」
この章では、実際に病院でおこなわれる
更年期障害の治療法について
取り上げていきます。

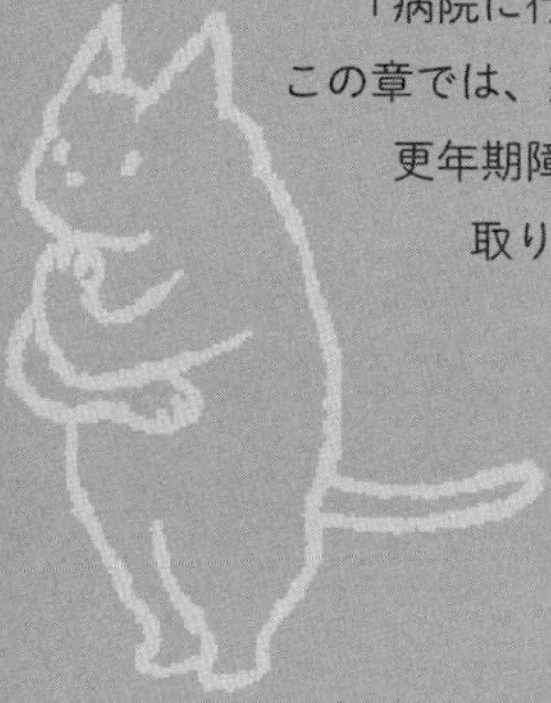

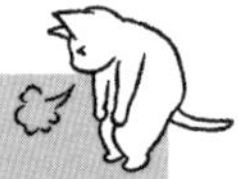

受診のタイミングは「つらくなったら」

第2章では、更年期に起こるさまざまな症状を見てきました。更年期の症状は、卵巣がエストロゲンを十分に出せなくなることが基本にあり、おもに加齢によるもの、環境や性格、体質などの要因が複雑に絡みあって、症状として出ているものまで、バリエーションに富んでいることがおわかりになったと思います。また、「更年期症状」のかげに思わぬ病気が隠れていないか、しっかりとチェックすることも大切でしたね。

そこで、みなさんから寄せられるのが、「どれくらい症状がつらくなったら病院に行けばいいの？」「受診の目安がいまいちわからない」といった疑問です。

結論からいえば、**「なんらかの症状が出ていて、自分自身で『しんどいな』と感じたとき」**です。「そんなふわっとした感じでいいの？」と思われたでしょうか。はい、いいんです（笑）。

たしかに「無月経が3か月以上続いていたら」「1か月に2回以上の出血があったら」などといった明確な基準があればわかりやすいのですが、61ページでお話ししたように、更年期障害は主観的な病気です。気になる症状の原因となる病気がなく、日常生活に支障をきたすほどしんどいなと感じていたら、それがあなたの受診の目安です。そう、自己申告でよいのです。

つらさには個人差がある。我慢は禁物！

なかには、なんらかの体の違和感を覚えていても「こんなことで病院にかかったら笑われるかしら」「もっと症状がつらい人もいるんじゃないかな？」と思われる方もいるかもしれませんね。「つらい／つらくない」といった線引きはあくまで主観ベースなので、もっともなモヤモヤだと思います。

けれど、個人的に声を大にしていいたいのが、くれぐれも「我慢は厳禁」ということ。「しんどくても少し我慢すれば大丈夫」と思っていたら、その我慢は不要です。

たしかにみなさんの親世代には、「月経や更年期の症状なんて、病気じゃないんだし」とおっしゃる方もいるかもしれません。彼ら／彼女らは、「我慢は美徳」とされてきた価値観で育ってきた世代ですし、今の40代や50代には、そんな親御さんの影響を受けている方もいるでしょう。

しかし近年、生理痛や月経前症候群（PMS）や更年期障害の研究が進み、さまざまな治療法も発展してきました。適切な対処で日常生活を快適にすごせるというメリットをぜひ知ってほしいと思います。もしも、ご自身にそんな「とらわれ」があるとしたら、自分の中にある少し古めかしい価値観を徐々にアップデートしていく「いいチャンス」と捉えてみてはいかがでしょうか。

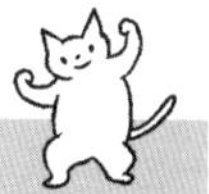

「女性ヘルスケア専門医」を探してみましょう

更年期の症状がいよいよしんどくなってきたので病院に行こう——そう考えたとき、次に立ちはだかるのが、「じゃあどの病院に行ったらいいの？」という病院選びの壁です。

長年診察してもらっているかかりつけ医や、近所に女性外来・更年期外来のあるクリニックがあればよいのですが、心当たりのない方は「日本女性医学学会（旧：日本更年期医学会）」のホームページから、更年期障害の治療を積極的におこなっている**「女性ヘルスケア専門医・女性ヘルスケア指導医」**を探してみましょう。

「婦人科ならどこでもいいのでは？」と思うかもしれませんが、婦人科医の全員が全員、更年期障害の診察・治療を得意にしているかといえば、実はそうではなく、たとえば分娩やがんの手術を専門としている病院もあります。そのため、場合によっては「せっかく更年期障害について相談したのにあまり症状がよくならない……」というミスマッチも起こりえます。

日本女性医学学会のホームページには、更年期障害に積極的に取り組んでいる「女性ヘルスケア専門医・女性ヘルスケア指導医」が一覧で掲載されていますので、ぜひ病院選びの参考にしてみてください。

ホームページから、お近くの専門医・専門資格者と病院を探すことができます。病院によっては、施設名をクリックすると詳細ページが表示されます。また女性医学については、181ページのコラムでもくわしく取り上げています。

もちろん女性ヘルスケア専門医には、初診だけでなく「今、更年期障害で別の病院にかかっているけれど、本当にこの治療内容でよいのかな」といった場合に、セカンドオピニオンを受けるという選択肢もあります。

あまりに混み合っている病院だと、「自分がいろいろ話して時間がかかってしまったら、後ろの方に悪いかしら」と遠慮してしまう方も少なくありません。そのような場合は、外来が予約制になっていて、ひとりひとりに十分な診察時間を取ってくれる病院を選ぶのも一案ですね。

一般社団法人 日本女性医学学会

https://www.jmwh.jp/

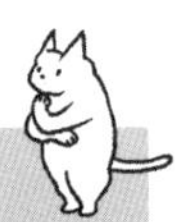

更年期障害の治療・診察の流れ

いざ婦人科を受診するとなると、「どんな治療をするんだろう……」とハードルの高さを感じる方や、「内診するのかしら？」と不安になる方もいるでしょう。しかし結論からいえば、更年期障害の診察・治療は怖がるようなものではありませんし、すぐに内診をするとは限りません。

まず、更年期症状や更年期障害の治療には、おもに３つの柱があります。

①**問診・カウンセリング・生活習慣の指導**
②**薬物療法**……ホルモン補充療法（ＨＲＴ）、漢方治療、向精神薬など
③**代替療法**……サプリメント、鍼灸治療、マッサージ、アロマテラピーなど

更年期障害の治療のいろいろ

問診・カウンセリング

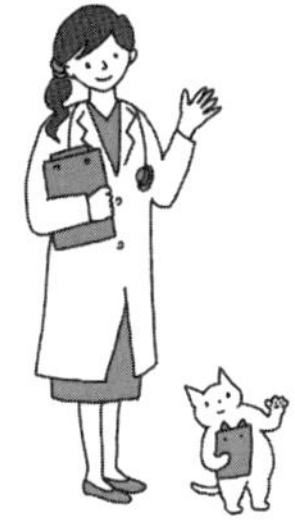

HRT、漢方薬などの薬物治療

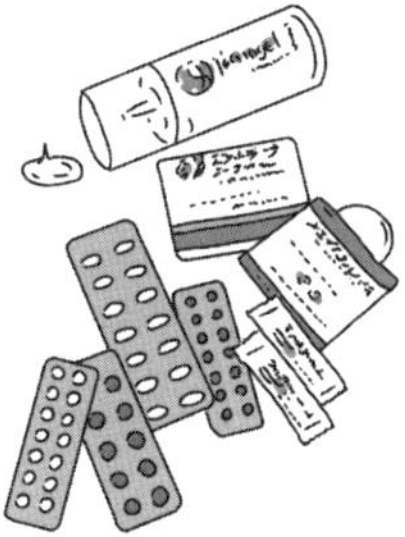

食事、運動などのセルフケア

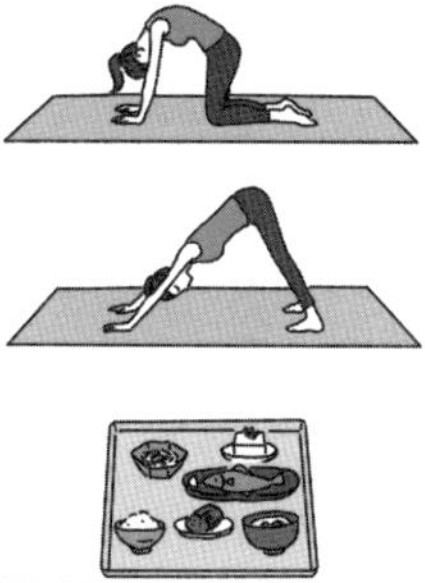

鍼灸、サプリなどの代替療法

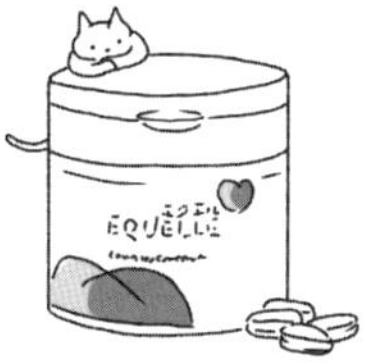

更年期症状や更年期障害の治療では、生活習慣の改善やセルフケアを含めて、これらの治療法を組み合わせて、多角的におこなうのが特徴的です。

更年期症状や更年期障害の治療は、次のような流れでおこないます。

①　問診・カウンセリング

↓

②　検査

↓

③　診断

↓

④　ホルモン補充療法などの治療

更年期外来、初診での流れ

ここからは、私が普段、更年期外来でおこなっている方法をご紹介していきますね。

初診時には、ほかの外来と同じように問診からおこないます。まず、診察前に問診表を記入していただき、さらに19ページでご紹介した「簡略更年期指数（SMI）のチェックリスト」にも回答していただきます。

その際、次のような基本的な情報はあらかじめ整理しておいたほうがスムーズです。必要に応じて事前にメモしておきましょう。

- 月経の周期や月経期間
- 最終月経の開始日、妊娠・出産の回数
- これまでにかかった病気

●現在服用している薬

●お酒やタバコなどの生活習慣

●もっとも気になる症状（症状がいつから出ているのか、どのようなときに出るのか、一日のうちいつ出るのかなど）

診察室では、記入いただいた問診票やチェックリストをもとに、つらい症状や気になる症状をくわしく医師が聞いていきます。「今後、どんな治療をおこなうか」という方針を立てるためにも、この**問診やカウンセリングはとても重要**です。

というのも、すでにお話ししたように、更年期障害を引き起こすのはエストロゲンの低下だけが要因ではありません。環境のストレスやその人の気質や性格の傾向といった、ホルモンの状態だけでは説明できないさまざまな要因もあるからです。

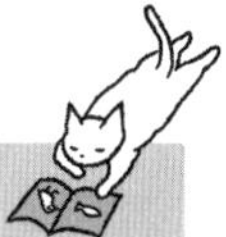

更年期障害の治療で欠かせないカウンセリング

問診で患者さんの症状をうかがっていると、「とても頑張り屋さんなんだな」「不安を感じやすい方なのだな」など、その方の思考タイプが見えてくることも多いです。私が患者さんによく聞くのは、一日のスケジュールです。朝起きる時間、食事の時間、仕事の始業・終業時間など洗いざらい話してもらいます。

かつて私が診察した方の中に、毎日3回、犬の散歩に行く50代の女性がいらっしゃいました。犬を飼っている方は想像できるかと思いますが、朝昼晩、欠かさず犬を散歩させるのは、それだけで時間を取られるものです。この患者さんの場合、そのほかの家事も一手に担っていたため、自分の時間が持てず、家族との関係もぎくしゃくし、イライラが止まらないとおっしゃっていました。この方のチェックリストには、ホットフラッシュや肩こり、頭痛などに「強」がついていました。

カウンセリングだけでラクになる人もいる

このような方の場合、まず家事の分担を提案します。「ゴミ出しは夫にしてもらえないか」「夜の散歩は息子に行ってもらえないか」といった具合に、症状を楽にするため、環境のストレスを減らすためにできる対策を患者さんと一緒に考えていくのです。

こうした一連の問診・カウンセリングは「認知行動療法」という精神疾患の治療でおこなう手法に通じるものです。私の患者さんには、「話を聞いてもらえたら、大丈夫そうな気がしてきました！」と、問診・カウンセリングだけで診察室をあとにする方も少なくありません。

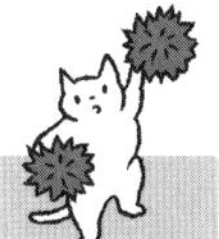

「原因となるほかの病気」がないか検査しておくとスムーズ

更年期症状、更年期障害を診断する上で大切なのは、**症状を引き起こす原因となるほかの病気がないか、**しっかりと見極めることです。１１５ページでお話ししたように、更年期症状には、ほかの病気の症状と似ているものがあるからです。できれば、更年期の相談で婦人科に来る前に、専門科で検査をしてきていただけるとその後の診断が大変スムーズです。

更年期外来での血液検査では、エストラジオール（Ｅ２）や卵胞刺激ホルモン（ＦＳＨ）といった血液中の女性ホルモンの濃度を調べます。しかし、その結果から「あなたの症状は更年期障害ですね」と診断をしたり、「ホルモン補充療法にしましょう」などと今後の治療法を決めたりすることはありません。というのも、ホルモンの値は日によってゆらぎがあるので、日にちをあけて2回以上、測定する必要があり、一度の採血だけで閉経だと断定することはできないからです。このホルモン採血検査結果は、「閉経周辺期なのか」「閉経後なのか」といった確認などに使います。

そして時に盲点なのが、妊娠反応の検査。「月経周期が不安定で……」と更年期外来を受診したら、実は妊娠をしていたというケースもあります。更年期になると妊娠の可能性は低くなりますが、必ずしも妊娠しないわけではありませんので、妊娠を望まない場合は避妊をしてくださいね。

また、私の場合、骨密度測定をすることも多いです。女性ホルモンと骨密度は深く関係しているからです。これについては、230ページで深掘りしていきます。

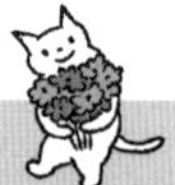

「婦人科＝内診」ではありません

ここまでお読みになった方の中には、「あれ？　更年期障害の診察って、内診はしないの？」と思われた読者もいらっしゃるでしょう。結論から述べると、症状や状況によりますが、更年期障害の診察では、内診をしないこともあります。

婦人科へのハードルを上げている要因のひとつが、内診台でしょう。一見、リクライニングチェアのようなのに、座るとグイーンとイスが上がって、背もたれが倒れたと思ったら、今度は脚が左右に開いて……相手は医師といえども、患者さんは赤の他人にデリケートな部位を見せるわけですから、恥ずかしいと思ったり、怖いと感じたりするのはもっともです。

一般的に内診では、「クスコ腟鏡」という診察器具を腟内に挿入する「視診」や、腟内に医師が手袋をつけた指を入れ、お腹を上から押さえて痛みや違和感などを確認する「触診」、子宮や卵巣の様子を確認する経腟エコー検査など、いくつかの検査をおこないます。

しかし、妊娠や出産の経験がない方、性交経験のない方には器具を挿入するのではなく、お腹から超音波を当てたり（経腹エコー）、肛門から超音波の機械を入れて検査する方法（経直腸エコー）もあります。

更年期外来では、内診をしないこともある

134ページでもお話ししたように、更年期外来ではカウンセリングだけで帰られる方もいらっしゃいます。また、自治体や職場のがん検診を定期的に受けている方や、子宮や卵巣にさし迫った問題がなさそうな方には、内診

をしないこともあります。少なくとも更年期外来では初診で、「はじめまして。では、内診台に上がりましょうか！」ということは、ありません。

患者さんが怖い思いをしていないか、痛みを感じていないか……内診は医師にとっても、とても気を遣う診察です。そして当然ながら、興味本位で診察をすることは、断じてありません。もちろん男性医師だろうと、女性医師だろうと同じことです。

患者さんにとって、内診へのハードルの高さは、なかなか変わらないかもしれませんが、これだけは医師を信頼して、安心して受診していただければいいなぁと切に願っています。

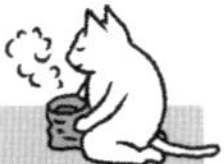

更年期障害を「ピタリ」と診断するのは難しい

「この症状は更年期障害ですね」とピタリと診断するのは、なかなか難しいものです。更年期障害、つまり日常生活に支障があるほど、更年期症状がつらいかどうかは、その人の主観によるところが大きいことは、すでにお話ししましたね。また、採血をして数値を測ったり、ＭＲＩやＣＴなどで画像解析をして「これは更年期障害ですね」などと診断できるものではありません。

そのため診察の場では、医師は「今のところ、原因となる病気が見当たらないのなら、あなたの場合、時期的にも更年期に当てはまるので、この不調はおそらく更年期障害のひとつかもしれませんね……」という、なんとも遠回しな言い方になることが多いのです。そんな医師の物言いに、「え〜、せっかく診察に来たんだからハッキリいってよ！」「更年期障害っていってもらえたらラクなのに」と思われる方もいるかもしれません。

女性ホルモン量の低下、環境ストレス、性格によるもの……と更年期障害の要因はさまざまですし、それに加えて加齢も不調の要因になることがあります。そのため、医師としても、「加齢のせいでもあるし、更年期のせいでもあるし、ストレスもあるしね」といった伝え方になってしまうのです。

更年期障害の治療は、医師と「ベスト」を探していく

私の場合、更年期障害なのか、加齢なのか、はたまたストレスが原因なのか、ハッキリと割りきれない診断がついた方には、ホルモン補充療法だけでなく、カウンセリングや漢方、理学療法、鍼灸、エクオールなど、症状に合わせたさまざまなアプローチを提案しています。

医師にとって更年期障害の治療は、まずはひとつの治療法を試みて、もしもそれであまり効果が出なかったら、今度はほかの方法を試す……といったように、「その方にとって、しっくりくる治療法を医師も一緒に模索していく」作業ともいえます。もちろん、やみくもに試行錯誤するわけではなく、処方できない「禁忌」や、注意深くフォローする「慎重投与」について、しっかりと確認するので安心してくださいね。

これから更年期外来を訪れる方は、「あなたは女性ホルモンの数値から、更年期障害です。じゃあ明日から3か月間、この薬を飲みましょう!」などのキッパリとした診断がなされない可能性があることを頭に入れておいてみてください。すると、医師の玉虫色ともいえる物言いも「なるほどね〜」とスムーズに受け止められると思います。

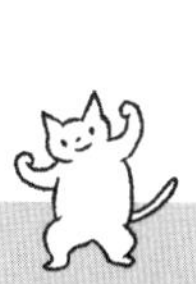

ホルモン補充療法（ＨＲＴ）

ここからは、更年期障害のおもな治療法についてお話ししていきます。

まずはホルモン補充療法、ＨＲＴ（Hormone Replacement Therapy）です。これは、**更年期でエストロゲンが急激に減る時期に、不足しているエストロゲンを補うことでホルモンの波を穏やかにして、更年期の不快な症状を緩和する治療法**です。ホルモン剤というと、抵抗を覚える方もいるかもしれません。しかし、ホルモン補充療法で補充するエストロゲンはごくわずかな量です。

更年期障害の治療の目的のほかにも、骨粗しょう症など閉経後にエストロゲンが減ることで起こるさまざまなトラブルを予防する効果もあります。そのほかにも、関節痛や気分の落ち込みを和らげたり、皮膚のコラーゲンを増

＊ホルモン補充療法でソフトランディング

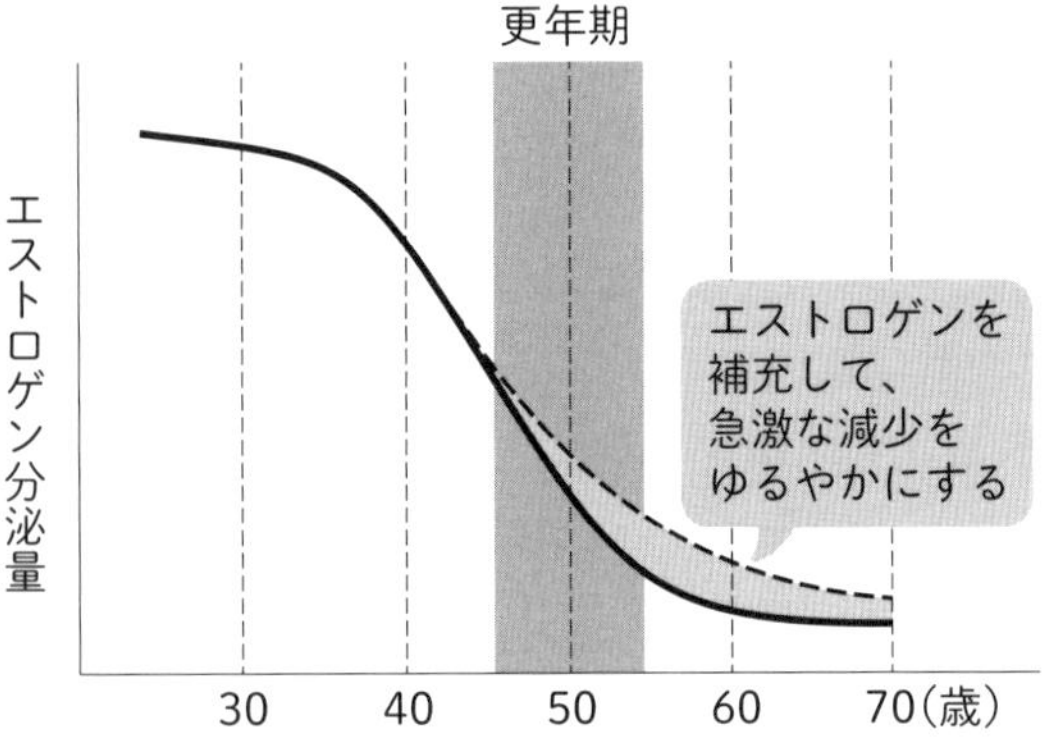

(＊8)

やして肌の潤いを保つ、悪玉コレステロールを減らして善玉コレステロールを増やし、動脈硬化を防ぐ効果も報告されています。胃がんや大腸がん、食道がん、肺がんのリスクが低下する効果があることも知られています。

ホルモン補充療法をおこなう前には、子宮がん検診、乳がん検診、超音波による子宮や卵巣のチェックなどをします。また、女性ホルモンや肝機能、コレステロール、腎機能、血糖、甲状腺ホルモンなどの値を調べるために血液検査もおこないます。

ホットフラッシュを抑えて、イライラも改善

ホルモン補充療法は更年期障害の治療法として国内外でさまざまな研究が重ねられてきました。

次ページの図はホルモン補充療法で改善できる更年期の症状をまとめたものです。**ホルモン補充療法の治療はホットフラッシュや関節痛や性交痛の改善と相性がよい**ことがわかりますね。そのほかにも、「イライラが落ち着いた」「夜にぐっすり眠れるようになった」など、不調の改善に役立つことが多いです。

また人によっては、「お肌の調子がよくなって、化粧ノリがよくなった」など、美容面でのうれしい効果を実感することもあります。

更年期症状に対するホルモン補充療法の有用性

頭の症状 C
頭痛
頭が重い
耳鳴り

精神神経症状 A
イライラする　うつ症状
睡眠障害
もの忘れがひどい

全身症状 C
やる気が出ない
だるい
疲れやすい

血管運動神経症状 AA
ほてり　発汗

呼吸循環器系 B〜C
動悸　息切れ
動脈硬化予防はB

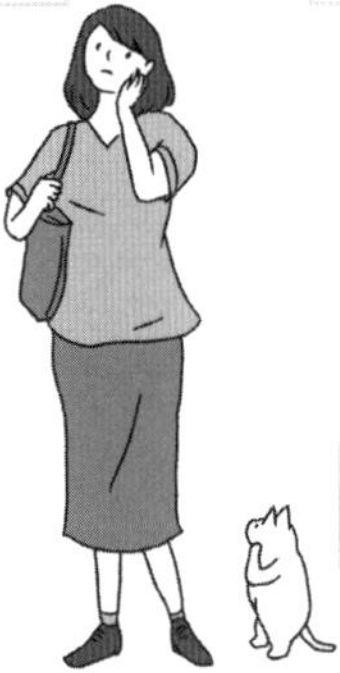

消化器系 C
のどの違和感
お腹が張る

皮膚の症状 B
乾燥する
むずむずする

末梢神経系 C
手足のしびれ
こわばり

運動器系 B AA
肩こり　腰痛　関節痛
関節痛はAA

泌尿器系 B C
頻尿
尿もれ
頻尿はB　尿もれはC

生殖器系 AA
性交痛
萎縮性腟炎

AA：きわめて有用　A：有用性が高い　B：有用
C：有用性の根拠に乏しい　D：有用でない

（＊9）

ホルモン補充療法は「飲む・貼る・塗る」の3種類

ホルモン補充療法で使用する薬には、飲み薬・貼り薬・塗り薬の3種類があります。どれが一番効く、ということはなく、その人がもっとも使いやすいタイプの薬を処方します。

これらはいずれも自分で、毎日決まった時間に投与します。貼り薬と塗り薬は、皮膚から吸収されて直接血液に入るため大きな副作用である「血栓症」を引き起こすリスクが低いというメリットがあります。

次ページに、ホルモン補充療法で用いられるおもな薬をまとめました。

ホルモン補充療法に用いられるおもな薬

エストロゲン製剤

飲み薬、貼り薬、塗り薬などがあります。

タイプ		製品名	有効成分
飲み薬	錠剤	プレマリン錠	結合型エストロゲン
		ジュリナ錠	17β-エストラジオール
		エストリール錠、ホーリン錠	エストリオール
貼り薬・塗り薬	パッチ	エストラーナテープ	17β-エストラジオール
	ジェル	ル・エストロジェル、ディビゲル	17β-エストラジオール
腟剤	錠剤	エストリール腟錠、ホーリンV腟用錠	エストリオール

エストロゲン+黄体ホルモン配合剤

エストロゲンと黄体ホルモンが両方含まれているタイプの薬です。

タイプ		製品名	有効成分
飲み薬	錠剤	ウェールナラ配合錠	17β-エストラジオール、レボノルゲストレル
貼り薬	パッチ	メノエイドコンビパッチ	17β-エストラジオール、酢酸ノルエチステロン

黄体ホルモン製剤

エストロゲン製剤にプラスして使い、子宮体がんを予防します。

タイプ	製品名	有効成分
飲み薬（錠剤）	エフメノカプセル	天然型プロゲステロン
	プロベラ錠、プロゲストン錠	メドロキシプロゲステロン酢酸エステル
	デュファストン錠	ジドロゲステロン
子宮内装着型	ミレーナ	レボノルゲストレル

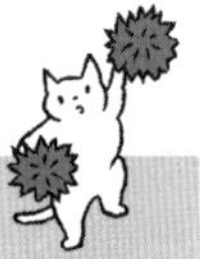

ホルモン補充療法の投与法

ホルモン補充療法ではエストロゲンと黄体ホルモンの2種類の薬が使われます。黄体ホルモンを併用するのは、子宮体がんを防ぐため。そのため、すでに子宮を摘出している場合はエストロゲン剤のみ使用します。

投与法にはエストロゲンと黄体ホルモンを持続的に投与する「連続投与」と、決まった期間に投与する「周期的投与」の2つの方法があります。閉経前後の時期には、持続投与にすると不正出血が多くなりやすいので、周期的投与をして、月経のような出血がくるようにします。ただし、エストロゲンを投与しないと症状が悪化する場合は、エストロゲンを持続的に投与します。

また、閉経して数年経った人は、連続投与から開始します。投与する薬の

ホルモン補充療法の投与法

ホルモン補充療法の投与法は、閉経からの経過年数、子宮の有無など、対象者の状況によって異なります。

エストロゲン　黄体ホルモン　休薬

【エストロゲン・黄体ホルモン周期的投与】対象＝子宮のある人

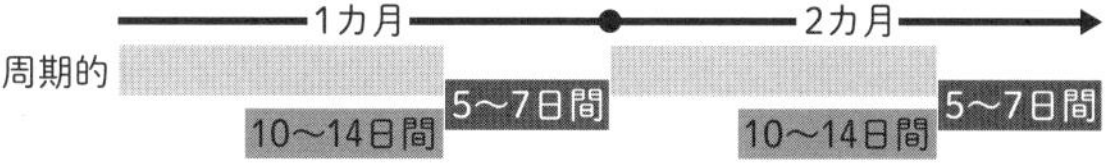

エストロゲン、黄体ホルモンともに周期的な投与をおこなう。正常なホルモン分泌のパターンに近づける生理学的治療法。

【エストロゲン連続・黄体ホルモン周期的投与】対象＝子宮のある人

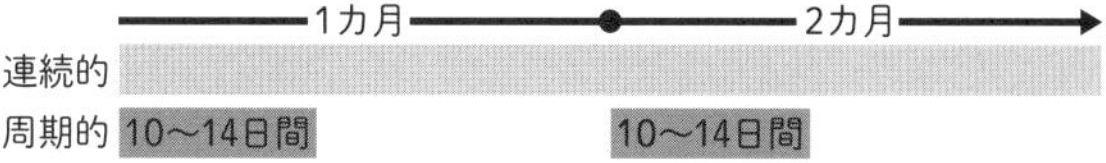

エストロゲンを毎日投与し、黄体ホルモンは１カ月のうち10〜14日間投与する。休薬すると更年期症状が悪化するケースでおこなう。

【エストロゲン・黄体ホルモン連続投与】対象＝子宮があり、閉経から数年が経った人

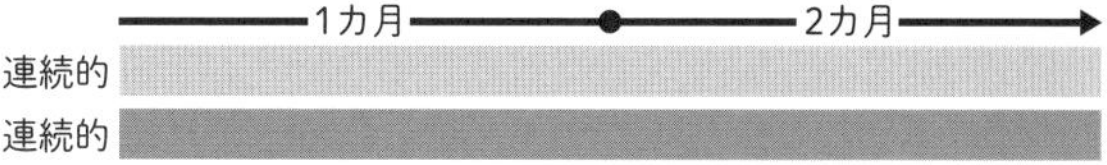

エストロゲン、黄体ホルモンともに毎日投与する。

【エストロゲン単独投与】対象＝子宮を摘出した人

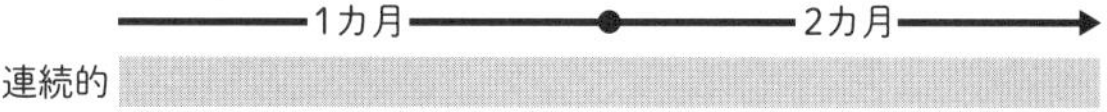

エストロゲンのみを投与する。

（＊10）

タイプや期間など、ホルモン補充療法の使い方は人それぞれ。そのため個々人の体に合わせたベストな使い方を医師と相談して決めていきます。

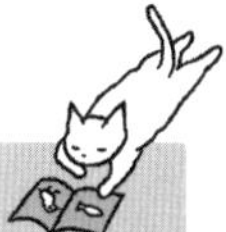

ホルモン補充療法のマイナートラブル、副作用

「ホルモンを補充するって、なんだか副作用が心配……」、そう思う方もいるかもしれませんね。

ホルモン補充療法のよくあるマイナートラブルとしては、不正出血や乳房の張り・痛みです。また、胃のむかつきやおりものが増える人もいますが、多くは1～3か月程度で治まります。気になることがあればすぐに主治医に相談してみてください。

また、ごくまれに血栓症を引き起こすこともありますので、特に使い始めの時期は慎重に様子を見ます。血栓症とは、血管の中に血のかたまり（血栓）ができ、それによって血管がつまってしまう病気です。とくに、喫煙者は血栓ができやすくなるので、ホルモン補充療法を始める際に禁煙することをおすすめしています。また閉経後10年以上経っていると、血栓症を含めベネフィットよりリスクのほうが高くなるため、ホルモン補充療法をおこなうことができません。閉経後できるだけ早い段階でのスタートがベストです。

乳がんのリスクはほぼない

そして、もっともよく聞かれるのが、「ホルモン補充療法をすると乳がんになるリスクが高まるの?」という疑問です。過去には、ホルモン補充療法によって乳がんが発生するリスクが、海外の報告などで強調されたことがありました。

しかし、その後の研究で1000人の女性が1年間ホルモン補充療法をした場合での乳がんの増加は1人未満で、影響はとても小さいとわかっています。ただし、すでに乳がん細胞があるとがん細胞を増やしてしまうので、治療を始める前に乳がんがないかチェックすることは必要です。

ホルモン補充療法の禁忌

重度の肝疾患
現在の乳がんとその既往
現在の子宮内膜がん
原因不明の性器出血
妊娠
血栓性静脈炎
血栓塞栓症《けっせんそくせんしょう》の既往
冠動脈疾患の既往
脳卒中の既往

ホルモン補充療法の慎重投与

子宮内膜がんの既往
卵巣がんの既往
肥満
60歳以上の新規投与
血栓症のリスクを有する症例
慢性肝疾患
胆のう炎および胆石の既往
コントロール不良の糖尿病および高血圧
子宮筋腫、子宮内膜症、子宮腺筋症
片頭痛
てんかん
急性ポルフィリン症

乳がんは日本人女性の9人に1人がなるといわれる、もっとも気をつけなくてはいけないがんです。定期的に乳がん検診を受けることは、ホルモン補充療法をするしないにかかわらず大切なのですね。ホルモン補充療法をおこなう間は、乳がんのほかにも子宮や卵巣のチェックも1年ごとに受けましょう。

「ホルモン補充療法をすると子宮体がんになりやすいのでは?」と心配される方もいますが、これもエストロゲン剤と黄体ホルモン剤を同時に服用すれば、発症リスクはありませんので、安心してくださいね。

ホルモン補充療法をしてはいけない人、注意すべき人

ホルモン補充療法は誰でも受けられるものではありません。受けられない人や注意が必要な人もいますので前ページを参考にしてください。いずれも事前に必要な検査をして、医師と相談の上、慎重に検討することが大切です。

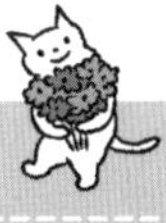

ホルモン補充療法を卒業するタイミングは「人それぞれ」

「ホルモン補充療法を始めてみたはいいけど、一生やり続けないといけないの？」

「あまりに長い間続けると、いろいろ副作用があるんじゃないのかな？」

ホルモン補充療法の「出口」にまつわる疑問も、よく耳にします。

結論からいえば、「開始後、●年以内に終了しなくてはいけません！」という一律のルールはありません。治療によるメリットがリスクを上回っていて、ご本人がリスクについても十分理解した上で「続けたい」と思っていれば、続けても大丈夫。実際、50代でホルモン補充療法を始めて、60代・70代でもそのまま続けている人もいます。

ホルモン補充療法を始めるのは、「閉経してから10年未満、かつ60歳になる前」というのが安心で安全な使い方。しかし、ホルモン補充療法を卒業するタイミングは、十人十色です。

逆に「ホルモン補充療法の薬が体に合わない」「あまり効果を感じられない」といった方は、また別の治療法を医師と相談してみましょう。

アフター更年期も相談できるかかりつけ医を

私は、よくパッチタイプ（貼るタイプ）のホルモン補充療法のお薬を出すことが多いのですが、「そろそろ症状も落ち着いたから減らしていこうかな」という患者さんには、パッチを半分に切ることで量を減らしてみて、大丈夫そうならやがて1／4に、さらにもうしばらくしたら1／8に……といった具合で、徐々に減らしていくことが多いです。1／8の大きさのパッチは、とても小さなものですが、「それでも貼っておいたほうが体がラク」とおっしゃる方もいます。

また、「ホルモン補充療法は卒業するけど、さみしいからカウンセリングは定期的に続けたいわ〜」という方もいらっしゃいますね。

さらに、いずれやってくる「アフター更年期」には、骨粗しょう症のリスクが高まったり、生殖器の萎縮症状など、新たな不調が現れます。こういった症状は、エストロゲンを補充することで防げることもわかっています。

更年期は終わっても、まだまだ人生は続きます。ホルモン補充療法を続けるにせよ、やめるにせよ、「いざ」というときに相談できるかかりつけ医を今から持っていることは、その後の人生を幸せにする選択肢のひとつになると思います。

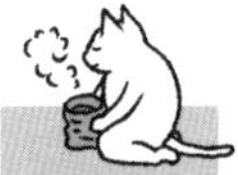

更年期障害と相性のいい漢方薬

ありとあらゆる症状が出る更年期障害には、漢方薬が功を奏する方も多いですね。

「漢方薬って効くのに時間がかかるのでしょう?」「効き目が弱いのでは?」「長く飲まないとダメなんじゃない?」と思う方もいるかもしれません。しかし、漢方薬の中には、即効性があって、頓服《とんぷく》として飲む（症状が出たときに飲む）漢方薬もあります。

また、ホルモン補充療法ができない方やホルモン補充療法だけではなかなか改善しない症状には、漢方薬を併用して使うこともありますし、ホルモン補充療法よりも漢方薬のほうが適合しそうな症状には、漢方薬での治療から始めることもあります。

女性は「7の倍数で変化する」という考え方

古くから中医学では「女性の体は7の倍数で変化する」と考えられています。

『黄帝内経《こうていだいけい》』という中国最古の医学書では、女性は21歳に成熟期を迎え、28歳には円熟のピークに、そして35歳からは下降線にさしかかり、42歳には体の衰えを自覚し始め、そして49歳前後に閉経を迎えると老化が本格化することが記されています。この10年でも5年でもない「7年ごと」という区切りに「まさに！」と思われる方もいるのではないでしょうか。

また、中医学では、人体は「気《き》」、「血《けつ》」、「水《すい》」の3つの要素で構成されていると考えます。この3つがバランスよく保たれているのが健康な状態です。

中医学における気・血・水の働き

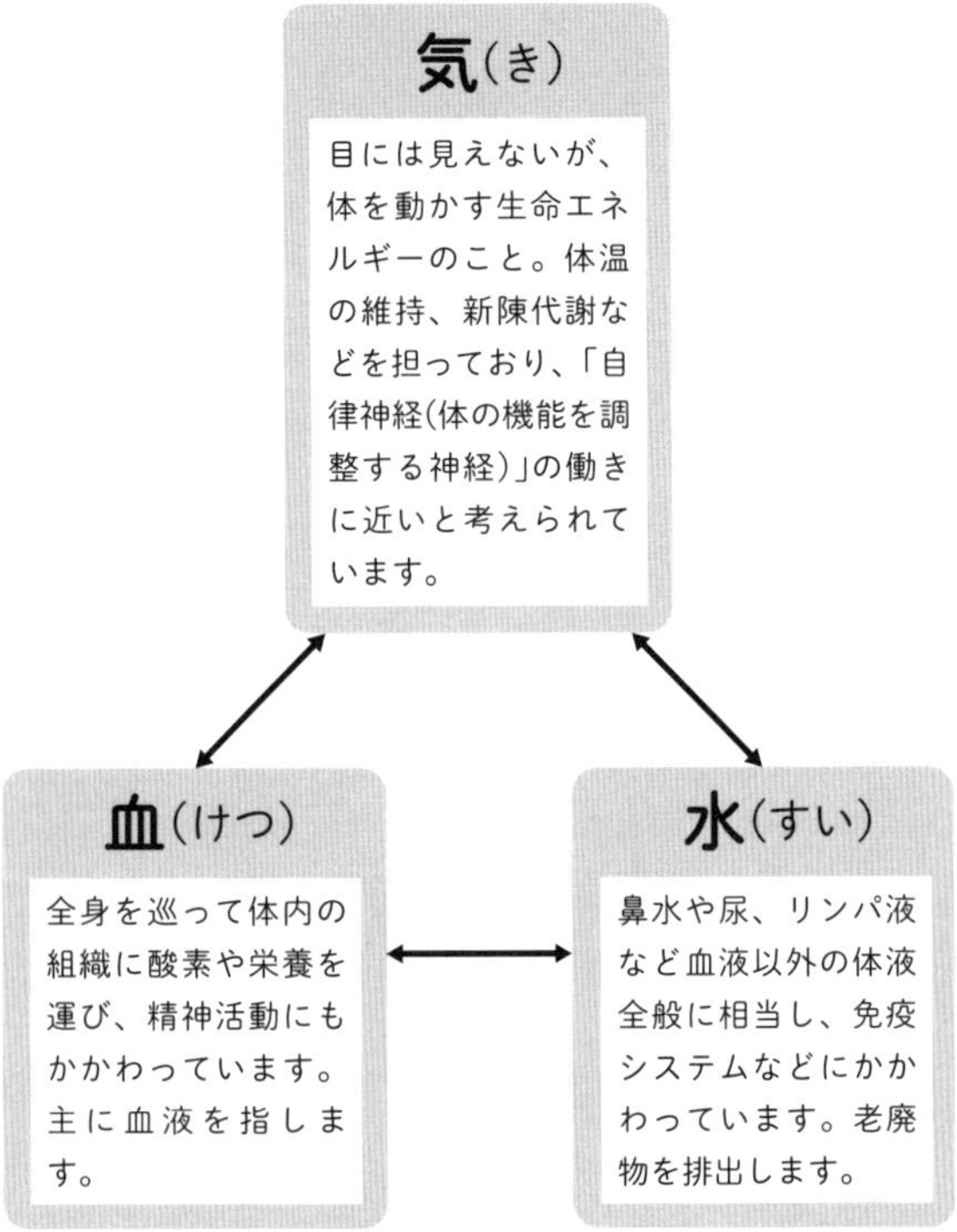
気(き)
目には見えないが、体を動かす生命エネルギーのこと。体温の維持、新陳代謝などを担っており、「自律神経(体の機能を調整する神経)」の働きに近いと考えられています。
血(けつ)
全身を巡って体内の組織に酸素や栄養を運び、精神活動にもかかわっています。主に血液を指します。
水(すい)
鼻水や尿、リンパ液など血液以外の体液全般に相当し、免疫システムなどにかかわっています。老廃物を排出します。

中医学では、気・血・水が不足したり、滞ったり、かたよったりしたときに、不調や病気、障害が起きると考えられています。

「7の倍数」で変化する女性の体

女性は7の倍数で体が変化すると考えられています。

0歳　誕生

7歳　成長期

14歳　初潮

21歳　女性としての成長期

28歳　成熟期（性機能のピーク）

35歳　気・血の衰えが始まる

42歳　体力・臓腑が衰え始める

49歳　閉経

閉経以降　ゆるやかな老化

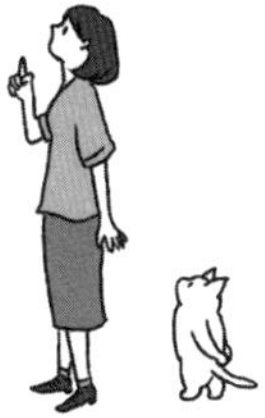

「3つの証」あなたはどのタイプ?

漢方薬は複数の生薬の配合により、心身のバランスを整えるように働きます。そのため、患者さんそれぞれの体質や症状を総合的に判断して処方されます。そこで、その方にどの漢方が合うかを判断するときに「ものさし」となるのが、「証《しょう》」です。

この証はその人の性格や体質、体力などの状態によって、「実証」「虚証」「中間証」と3つに分かれます。そのためたとえ同じ症状でも、AさんとBさんの証が違えば、処方される漢方薬も変わってきます。

次のページに、「3つの証」の特徴をまとめています。なお、更年期症状には「桂枝茯苓丸《けいしぶくりょうがん》」「当帰芍薬散《とうきしゃくやくさん》」「加味逍遙散《かみしょうようさん》」の三大漢方薬が処方されることが多いです。

「3つの証」と三大漢方薬

実証

肩こり
手足の冷え
便秘
のぼせ
腰痛
月経痛
下腹部の痛み

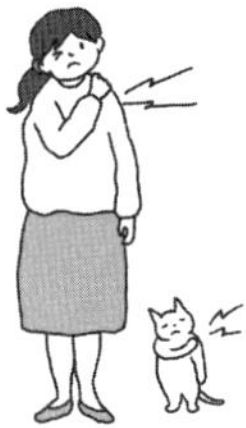

のぼせも冷えもある瘀血体質
桂《けい》枝《し》茯苓《ぶくりょう》丸《がん》

虚証

耳鳴り
頭痛
肩こり
疲れやすい
冷え性
むくみ
貧血
脈が弱い
腰痛

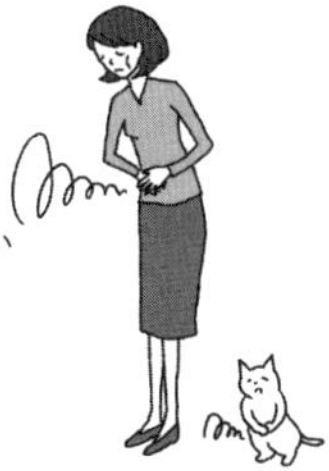

冷えやすくむくみのある血虚体質
当《とう》帰《き》芍薬《しゃくやく》散《さん》

中間証

頭痛
めまい
落ち込みやすい
カッとなりやすい
精神不安定
不眠
目の充血
貧血気味
食欲がない
倦怠感

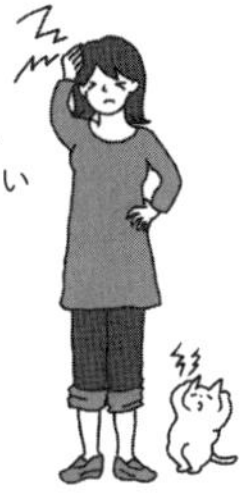

イライラしやすい気滞体質
加《か》味《み》逍遙《しょうよう》散《さん》

市販薬と処方薬の違いは成分量

「ドラッグストアで売られている漢方薬と処方薬ってどう違うんですか？」と聞かれることも多いです。

基本的に市販の漢方薬も病院で処方される漢方薬も、入っている成分は同じです。 しかし、市販薬は不特定多数の人が飲むことから、より安全性を高めるように、一包に入っている量が処方薬よりも少なくなっています。なによりドラッグストアで売られている漢方薬は、病院に行かずに気軽に買えるのが大きなメリットです。まずは気軽に「ちょっとお試し」したい方は、市販の漢方薬がおすすめ。

もしも効き目を実感したら、保険適用で市販薬よりも安価、しかも成分量の多いエキス剤（漢方方剤を煎じてできた液を加工して粉末や錠剤にしたもの）をクリニックで処方してもらうのもよいでしょう。

	おもな症状	漢方薬
三大漢方	不安、不眠、イライラ	加味逍遙散《かみしょうようさん》
	冷え、むくみ、疲労感	当帰芍薬散《とうきしゃくやくさん》
	肩こり、のぼせ、めまい	桂枝茯苓丸《けいしぶくりょうがん》

その他の漢方	冷え、ほてり、月経不順	温経湯《うんけいとう》
	のぼせ、イライラ、便秘	桃核承気湯《とうかくじょうきとう》
	不眠、イライラ、めまい	黄連解毒湯《おうれんげどくとう》
	イライラ、不眠	抑肝散《よくかんさん》
	イライラ、胃腸の不調	抑肝散加陳皮半夏《よくかんさんかちんぴはんげ》
	不安、飲み込みにくい	半夏厚朴湯《はんげこうぼくとう》
	神経過敏、不眠	桂枝加竜骨牡蛎湯《けいしかりゅうこつぼれいとう》
	のぼせ、肩こり、耳鳴り	三黄瀉心湯《さんおうしゃしんとう》
	のぼせ、熱感、口の渇き	白虎加人参湯《びゃっこかにんじんとう》
	疲れ、冷え	牛車腎気丸《ごしゃじんきがん》
	頭痛、首のこわばり	葛根湯《かっこんとう》
	疲れやすい	六味丸《ろくみがん》
	関節痛、手指のこわばり	政経活血湯《そけいかっけつとう》

（＊11）

漢方薬の副作用

漢方薬は副作用がまったくないというわけではありません。生薬へのアレルギーを示す方もまれにいます。

なお、漢方薬はホルモン補充療法と併用しても問題ありませんが、鎮痛薬や血圧の薬、睡眠薬、ほかの漢方薬などとの併用では、場合によって効果が薄れたり、薬の効果が増強されるといった相互作用が起きることも。具体的な使い方については、医師や薬剤師に相談してください。

漢方治療はオーダーメイド。季節によって処方する漢方薬を変更することもできるので、自分に合った漢方薬を上手に使いこなして、ゆらぎがちな更年期の時期も穏やかにすごしていきたいですね。

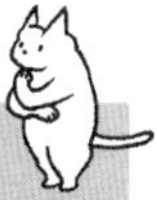

向精神薬というアプローチも

憂うつや不安・不眠などのメンタル面での症状が重い場合は、向精神薬というアプローチもあります。向精神薬とは、メンタル分野のお薬の総称で、心療内科、精神科で処方される睡眠導入剤、抗不安薬、抗うつ薬などのことを指します。婦人科での治療と並行してメンタルクリニックと連携をとりながら、治療を進めていきます。

比較的新しい抗うつ薬の「選択的セロトニン再取り込み阻害薬（ＳＳＲＩ）」や「セロトニン・ノルアドレナリン再取り込み阻害薬（ＳＮＲＩ）」などは、ホットフラッシュにも効果を発揮するといわれています。

おもな向精神薬の種類

1. 抗不安薬

不安神経症に対して効果発揮

依存・離脱症状のリスクを考慮して使用する

2. 睡眠薬

ベンゾジアゼピン系：薬剤ごとに作用時間が違う
睡眠障害のパターンに合わせた選択ができる

非ベンゾジアゼピン系：筋弛緩作用が弱い
（ベンゾジアゼピン系の副作用軽減）

メラトニン受容体作動薬：ラメルテオン
依存性がない
睡眠リズムをつくる

オレキシン受容体拮抗薬：スボレキサント
依存性がない

3. 抗うつ薬

ホットフラッシュにも効果発揮

選択的セロトニン再取り込み阻害薬（SSRI）

セロトニン・ノルアドレナリンの再取り込み阻害薬（SNRI）など

睡眠導入剤は婦人科クリニックでも処方することが多いですが、抗不安剤や抗うつ剤は、依存や離脱症状のリスク、副作用に考慮して処方する必要があるため、患者さんにも**専門科である心療内科や精神科への受診**をお願いしています。

かつては、「心療内科って怖い……」とおっしゃる方もいました。しかし、最近では「メンタルクリニック」として受診しやすいイメージに変わり、「婦人科でホルモン補充療法をしながら、心療内科で抗不安剤を処方してもらう」という患者さんもずいぶん増えていますね。

睡眠導入剤には、さまざまな種類が

そして、更年期で多いのが１０１ページでも取り上げた睡眠のお悩みです。
睡眠導入剤には、①脳の機能を調整するタイプ、②ホルモンに効くタイプ

おもな睡眠導入剤の種類

- ベンゾジアゼピン系 ― 依存性があり、専門家での管理が必要
- 非ベンゾジアゼピン系
- メラトニン受容体作動薬
- オレキシン受容体拮抗薬《きっこうやく》

（非ベンゾジアゼピン系・メラトニン受容体作動薬・オレキシン受容体拮抗薬）副作用が出にくい 依存性が低い

と2つの種類があります。

①の脳にアプローチするタイプは、「ベンゾジアゼピン系」と「非ベンゾジアゼピン系」と大きく2つに分かれていますが、種類も多く、効き目の作用時間もさまざまです。

②のホルモンに作用をするタイプのお薬は、自然な睡眠のリズムに導いてくれるもので、「メラトニン受容体作動薬」や「オレキシン受容体拮抗薬《きっこうやく》」があります。いずれも依存性がないので処方しやすいお薬です。

ちなみに、メラトニンとは、夜眠る

ときに脳から出る催眠作用のあるホルモンのこと。海外では時差ボケ防止のサプリメントとしても販売されています。

オレキシン受容体拮抗薬は、目覚めを促す働きのある「オレキシン」というホルモンの作用を遮断して、うまく眠れるように調整してくれる薬です。

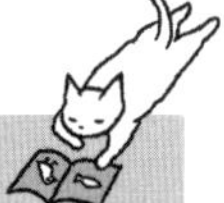

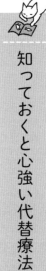

知っておくと心強い代替療法

ホルモン補充療法や漢方薬、向精神薬のほかにも、更年期障害をサポートしてくれる心強い代替療法があります。

「エクオール」はサプリメントでとれる

まずは、エクオールです。

エクオールとは、大豆イソフラボンに含まれる「ダイゼイン」が腸内細菌（エクオール産生菌）によって代謝されて生み出される成分です。エストロゲンとよく似た構造を持っているため、エストロゲンと同じような作用を持っています。

＊体内でエクオールがつくられるしくみ

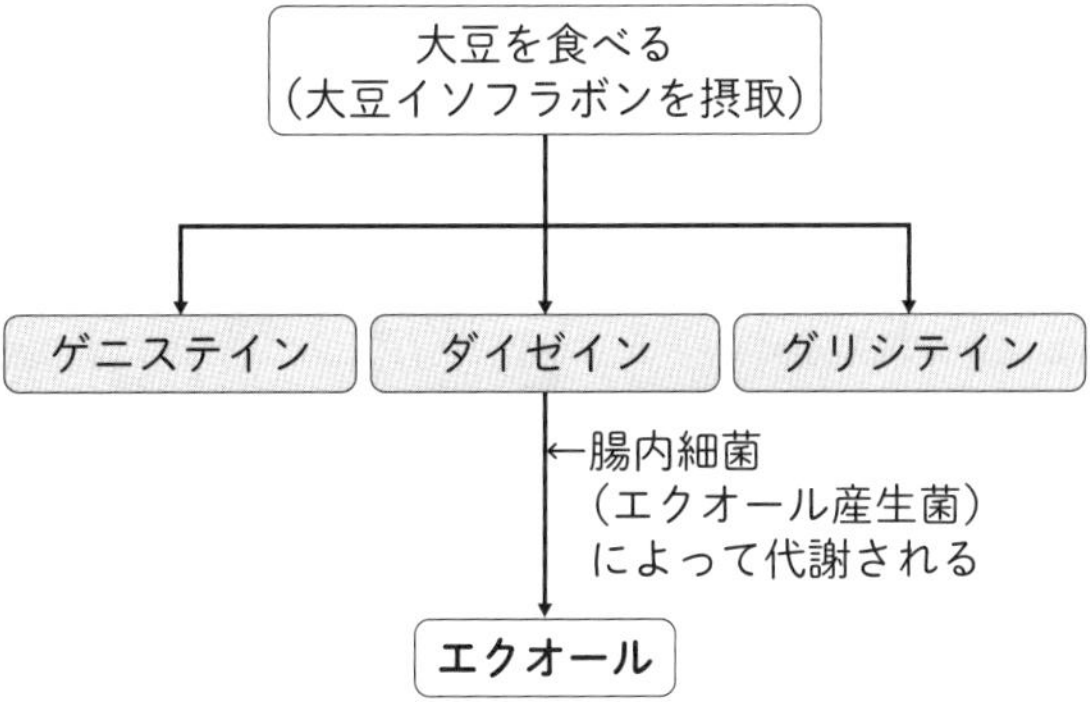

しかし、残念ながら、腸内でエクオールをつくれる人の割合は、日本では約2人に1人といわれています。気になる方は、郵送型の検査キットもあるので、手軽に調べられますよ。

もしも、自分にはエクオールがつくれないとわかっても、がっかりしなくて大丈夫。**エクオールはサプリメントで補うことができます。**

私のクリニックには、長年の研究によってエビデンスの整った大塚製薬のエクオールのサプリメント「エクエル」を置いています。いま、ちまたに

〃エクオール〃と銘打ったサプリがあふれていますが、品質や有効性に疑問があるものも多いので、購入時には注意してくださいね。

更年期障害の治療ではプラセンタも保険適用に

そのほかの代替療法として、「プラセンタ」もよく使われます。

プラセンタとは直訳すると「胎盤」の意味。胎盤は、お腹の赤ちゃんにへその緒を通じて栄養素や酸素を届けたり、赤ちゃんの老廃物を母体の血液に戻したりするなど、赤ちゃんの生命を守る大切な役割を果たしています。

胎盤にはアミノ酸やビタミンなどの栄養成分が豊富に含まれていることから、古くから薬として使われていて、漢方では「紫河車《しかしゃ》」として知られています。

そんな歴史の長いプラセンタですが、実はどの成分が「更年期障害に効く」のかは、厳密にはわかっていません。そのため、日本産科婦人科学会は「プラセンタは標準の治療であるホルモン補充療法の代用とはならない」としているものの、徐々に研究も進んでいる……というのが現状です。

プラセンタ療法は、保険診療で受けられます。厚生労働省により認可されているプラセンタは注射剤で、「ラエンネック」と「メルスモン」の2種類です。メルスモンは更年期障害、乳汁分泌不全に保険適用があります。

気になる効果のほどは、「お肌の調子が違う！」という方から「あまりよくわからないな」という方まで、個人差があります。安全性を確認した上で、気になる方は試してみてもよいと思います。

また、鍼灸も冷え性や夜間頻尿、肩こりや腰痛といった更年期のつらい症状を緩和してくれる効果が期待できます。

更年期障害の治療は、オーダーメイド。第4章でご紹介するセルフケアと一緒に多角的におこなっていきましょう。

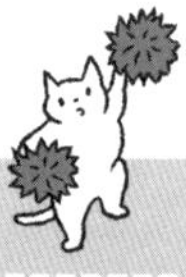

年に1回は定期的な検診を

この章では、ホルモン補充療法や漢方をはじめ、さまざまな更年期障害の治療法についてお話ししてきました。今はこれといった更年期の症状が見当たらなくても、女性ホルモンのエストロゲンの分泌が急激に低下する**更年期以降は、婦人科系の病気や生活習慣病になりやすくなります。**

特に近年、女性特有の子宮内膜症、子宮筋腫、子宮がん（子宮頸がん、子宮体がん）などは増加傾向にあるといいます。また、乳がんにかかる人の割合を見ると、30代後半から徐々に増え、40代後半～50代前半がピークであることがわかります。

また、これらの病気の場合、自覚症状が出ないことが多いのもなんとも厄

婦人科の検診の受診頻度の目安

ここに示したものは推奨の目安です。自治体の集団検診とは異なります。

乳がん	マンモグラフィ （乳房X線検査）	40代から２年に１回
	乳腺エコー検査 （乳腺超音波検査）	20代〜30代、40代からは マンモグラフィと併用、 ２年に１回
子宮頸がん	細胞診	20代から２年に１回
	HPV検診	20代から５年に１回
子宮体がん	細胞診	40代から２年に１回
子宮内膜症など 婦人科系疾患	腫瘍マーカー （CA-125、CA19-9）の 血液検査	適宜
子宮内膜症、 子宮筋腫、 卵巣のう腫	超音波検査	病気の有無によって適宜

介なところ。さらに更年期世代では、「更年期だから、月経がバラバラで少ない出血が続いてる」と放置しておいたところ、子宮がんだった……なんてこともあります。

職場や自治体の検診をかしこく利用

とはいえ、これらの病気も早期に発見できれば治療もできるので、定期的な検診がとても重要になってきます。職場の健康診断や費用負担の少ない自治体の検診を上手に利用するのもよいですね。

特に乳がん、子宮頸がん、子宮体がんの検診は更年期世代にぜひおすすめしたいものです。

更年期以降はエストロゲンが減ることで骨粗しょう症のリスクも高まるので、骨密度を測定し、骨の強度が低下しないよう予防することも大切です。

column

「女性医学」ってなに？

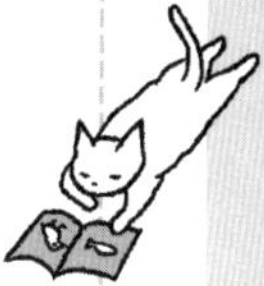

女性医学とは「産婦人科の専門領域の一つで、QOLの維持・向上のために、女性に特有な心身にまつわる疾患を主として予防医学の観点から取り扱うことを目的とする」と定義されています。女性ヘルスケアを専門とする領域のことで、更年期診療をはじめとして、月経困難症、月経前症候群、骨粗しょう症、骨盤臓器脱など女性ホルモンと関連する疾患を扱います。つまり、女性の一生を通して、ライフステージに合わせたヘルスケアをいかにすべきかを追究する学問です。

実は、女性医学はちゃんと産婦人科の専門領域になって、まだ10年と日の浅い分野です。そして、私は女性医学の発展とともに医師人生をすごしてきました。私が更年期のことを勉強したいと思い立ったのは、はるか昔、研修医を修了したばかりの若輩者の頃。当時、更年期障害はあまり世間に認知されておらず、医学部でもほぼ習わない状態……。産婦人科の学問としての花形は「不妊治療」で、1983年

column

に日本初の体外受精が成功したことから技術が進化している時期でした。

同期で入局した仲間は、「がんを扱う腫瘍学」「妊娠出産を扱う周産期学」「不妊治療を扱う生殖内分泌学」のどの分野を自分のサブスペシャリティとしていくのか、目を輝かせながら考えていました。それに対し、更年期を学びたいと思った私はかなりマイノリティだったといえます。更年期に興味を持ったきっかけは、ある患者様との出会いでした。「とにかく体がしんどい。急に頭がかっかと熱くなって、とてもつらい」と訴えられており、内科、脳神経外科、精神科、いろいろな科で相談したがなにも問題ないといわれたと……。上級医の先生が女性ホルモン剤を処方し、それから1か月後には見違えるように元気になって、「先生のおかげで、これからの人生が明るくなりました！」と感謝してくださいました。この様子を目の当たりにして、女性ホルモンってすごい！と感動すると同時に、女性ホルモンは妊娠出産以外にも体にいろいろな影響を与えているけれど、まだよくわかっていないことばかりだと知り、この道を究めたいと思ったのでした。

「女性医学」は女性の人生に伴走しながら、健康を守るための学問。女性ヘルスケア専門医はその学問を修めた頼れるパートナーです。

第4章

「更年期」のセルフケア

自分のことはついあと回しになる更年期世代。
日々すこやかにすごすためにも、
セルフケアは大切です。
この章では、食事や運動、睡眠など
ベーシックな生活習慣から、心のメンテナンス法まで、
さまざまなご自愛メソッドを紹介していきます。

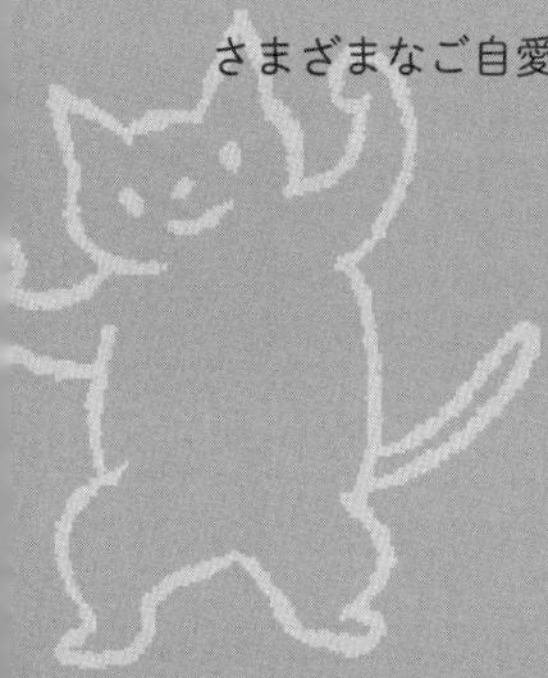

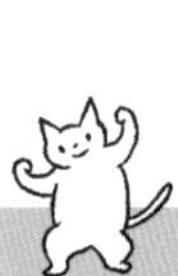

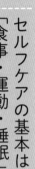

セルフケアの基本は「食事・運動・睡眠」

更年期のセルフケアの基本は「食事・運動・睡眠」の3本柱です。

どれも目新しいものではありませんが、20代、30代では日々の生活に追われ、自分を慈《いつく》しむセルフケアがついあと回しになっていた方も多いかもしれません。だからこそ今、この更年期の時期に、生活の基盤となる「食事・運動・睡眠」をあらためて見直してみたいものです。

まず、食事面では、規則正しくいろいろな食品を食べることがポイントです。「これさえ食べれば、更年期は問題なし！」といった万能食材は、残念ながらありません。卵・肉・魚・大豆・野菜・果物などをバランスよく食べて、良質なタンパク質やビタミン、ミネラル類を十分にとりましょう。

２３０ページでくわしくお話ししますが、特に更年期以降は、骨粗しょう症対策にも**カルシウムやビタミンＤやＫ**を意識してとりたいですね。

更年期の生活習慣が、その後の健康を支える

次に運動です。**更年期の時期は運動習慣をつける**ことが、アフター更年期以降の健康を支える上でも大切になってきます。軽いストレッチや散歩など、ムリなく長く続けられるような運動習慣をつけましょう。すきま時間を上手に使う「ながら運動」もご提案していきます。

更年期は、イライラや抑うつなどメンタルもゆらぎやすい時期ですので、**質のよい睡眠を確保する**ことも大切です。寝ている間に脳は、日中得た情報を処理してくれているのですが、寝不足が続くと情報処理が追いつかなくなってしまいます。夜にぐっすり眠るための留意点やちょっとしたコツも、後ほどくわしく説明していきます。

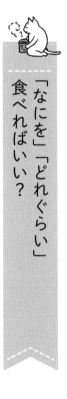

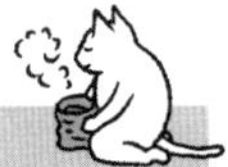

「なにを」「どれぐらい」食べればいい？

「バランスのよい食事を」といわれても、「なにを」「どれだけ」食べるか、少し漠然としていますね。なにより忙しい日々の中では、できあいの惣菜やレトルトですませてしまうこともあるでしょう。そんな日々の食生活にも、ぜひ参考にしていただきたいのが、左ページの厚生労働省と農林水産省が提案している**「食事バランスガイド」**です。

この円錐形《えんすいけい》、実は「コマ」なんです。そしてコマの中身は、５つの料理区分。目安の多い順に「主食」「副菜」「主菜」「牛乳・乳製品」「果物」と示されています。そして、「どれだけ」食べたらよいかは「つ（ＳＶ）」という独自の単位。１つ２つの「つ」と「サービング」という単位が組み合わされ

＊食事バランスガイド

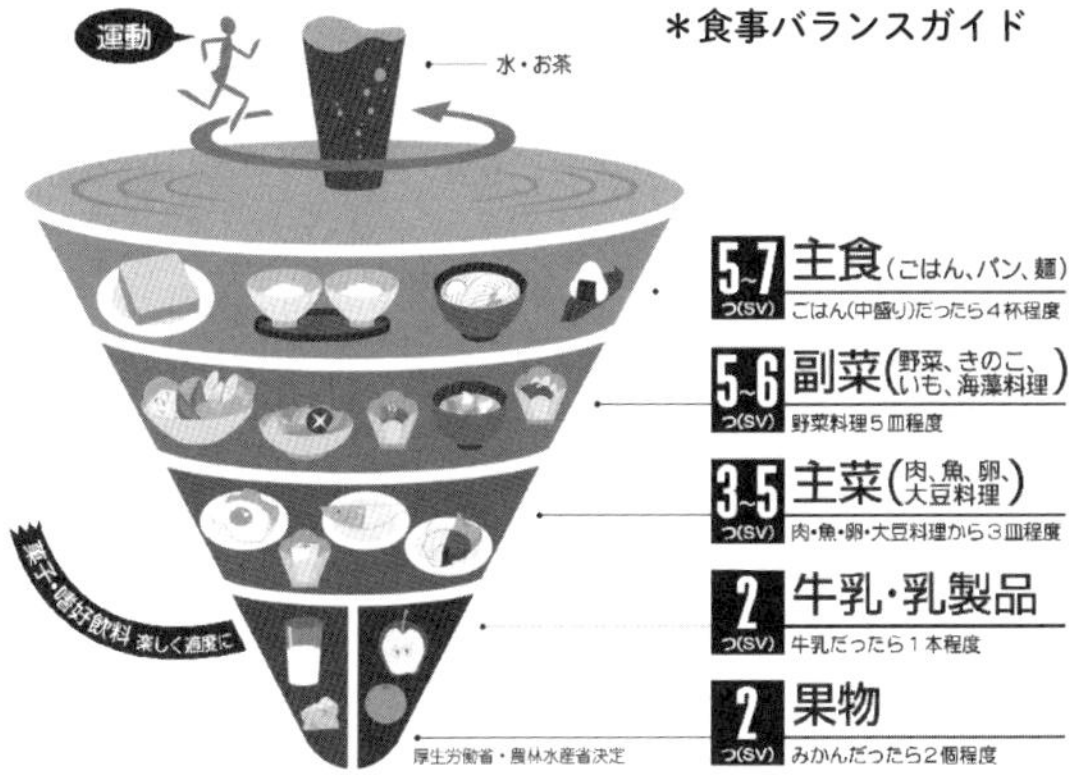

（＊12）

たものです。

この食事のバランスが悪くなると、コマは倒れてしまいます。コマの軸にあたる「水・お茶」を摂取しながら、運動することによって、コマが回り続けるのですね。

「主食はしっかり」が基本

ここでは、意外と主食の量が多いのもポイント。「案外ごはんを食べるのね」と思った方もいるのではないでしょうか。糖質制限ブームもあり、「主食＝控えめ」をよしとする風潮もありますが、エネルギー源となる主食は、しっかりとりたいところです。

体重やメタボが気になる方は、**主食の量を減らさず、主食の中身を変えてみる**のもよいでしょう。パンは砂糖やバターが使われていますし、バターやジャムを塗ったり、なにかとカロリーが上がりがちなのでほどほどに。ごはんも、血糖値の上がりづらい低ＧＩの玄米にするのもおすすめです。

調理法や部位を選んで楽しくカロリーをコントロール

気になるカロリーですが、厚生労働省の**「日本人の食事摂取基準（２０２０年版）」**では、普通レベル（座っていることが中心の仕事で、通勤や買い物などの移動や家事で１日合計２時間、仕事中の職場の移動で合計30分程度を費やしている状態）の女性で30歳～49歳は、２０５０ｋｃａｌ、50歳～64歳なら１９５０ｋｃａｌとされています（＊13）。

ここもカロリーが気になる方は、**調理法で調整**してみてはいかがでしょう

調理法でカロリーコントロール

同じ**魚料理**でも**調理法**によってエネルギー量が変わる

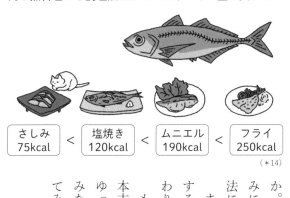

さしみ 75kcal ＜ 塩焼き 120kcal ＜ ムニエル 190kcal ＜ フライ 250kcal

（＊14）

か。たとえば、同じ魚でも、生のさしみにするかフライにするかなど、調理法によってエネルギー量が異なります。

また、お肉もヒレにするか、バラにするかなど、部位ごとにカロリーは変わりますね。

もちろん、神経質になりすぎるのは本末転倒。食事は「おいしく、楽しく、ゆっくり」食べるのが大切です。楽しみながらカロリーもコントロールをしてみてくださいね。

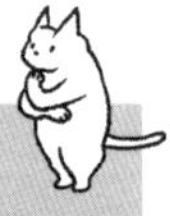

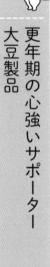

更年期の心強いサポーター 大豆製品

更年期に積極的にとりたいのが、**大豆製品**です。豆腐や納豆、油揚げ、がんもどき……低カロリーなのに、大豆食品には植物性タンパク質やカルシウムがたっぷり。また、ビタミンＢやＥなど皮膚の代謝に必要な成分が多く含まれているので、美肌効果も期待できるといわれています。

１７４ページでお話ししたように、女性ホルモンに似た働きをする「エクオール」をつくる腸内細菌を持っている人は、大豆のイソフラボンからもホルモンケアができますよ。

大豆製品で乳がんリスクも低下

これまでおこなわれてきた数々の研究では、「大豆イソフラボンをとる量が多いと乳がんになりにくい」と報告されています。

中でも、国立がん研究センターが実施した研究では、一日にみそ汁を3杯以上飲む人たちの乳がん発生率は、一日1杯飲むか飲まないかのグループより40％減少していることがわかりました。

また、この調査では、みそ汁以外にも豆腐や油揚げ、納豆などの大豆製品の摂取量と発がんの関連性を調べていますが、大豆製品をあまり食べない人に比べ、たくさん食べる人のほうが乳がんになりにくいことがわかりました。さらに閉経後の女性に限っては、この傾向はより顕著に見られたといいます（＊15）（もちろん、みそ汁の飲みすぎは塩分の取りすぎにもつながるので、注意が必要ですが）。

大豆イソフラボンの代謝産物エクオールは、エストロゲンの代わりにエストロゲン受容体に「はまる」ことができ、エストロゲンが少ない場所ではエストロゲンの働きをし（エストロゲン作用）、多いところではエストロゲンの過剰な働きを抑えます（抗エストロゲン作用）。

乳腺は大部分が脂肪組織。脂肪組織から代謝されるエストロゲンがたくさんある乳腺において、エクオールは抗エストロゲン作用となるのです。みそ汁の研究は、この抗エストロゲン作用が関連しているのかもしれません。

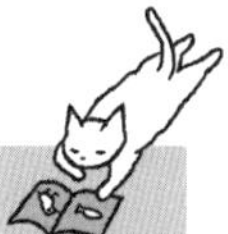

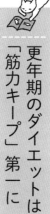

更年期のダイエットは「筋力キープ」第一に

今までどおりの食事量でもどんどん太ってしまう更年期。もちろん個人差はありますが、更年期に太りやすくなるのは、エストロゲンの減少による身体の調整機能の低下と加齢による筋肉量や基礎代謝量の低下が要因と考えられています。更年期のダイエットでは、**筋肉量を増やすことで基礎代謝量をアップ**させ、効率よくカロリー消費する体づくりを目指しましょう。

食生活では、**筋肉をつくるタンパク質を積極的にとりたい**ところ。ただ、タンパク質はとりすぎると、腎臓や肝臓の負担が増えてしまいますから、次ページの摂取目標量を参考にしてみてください。

タンパク質を多く含む食品

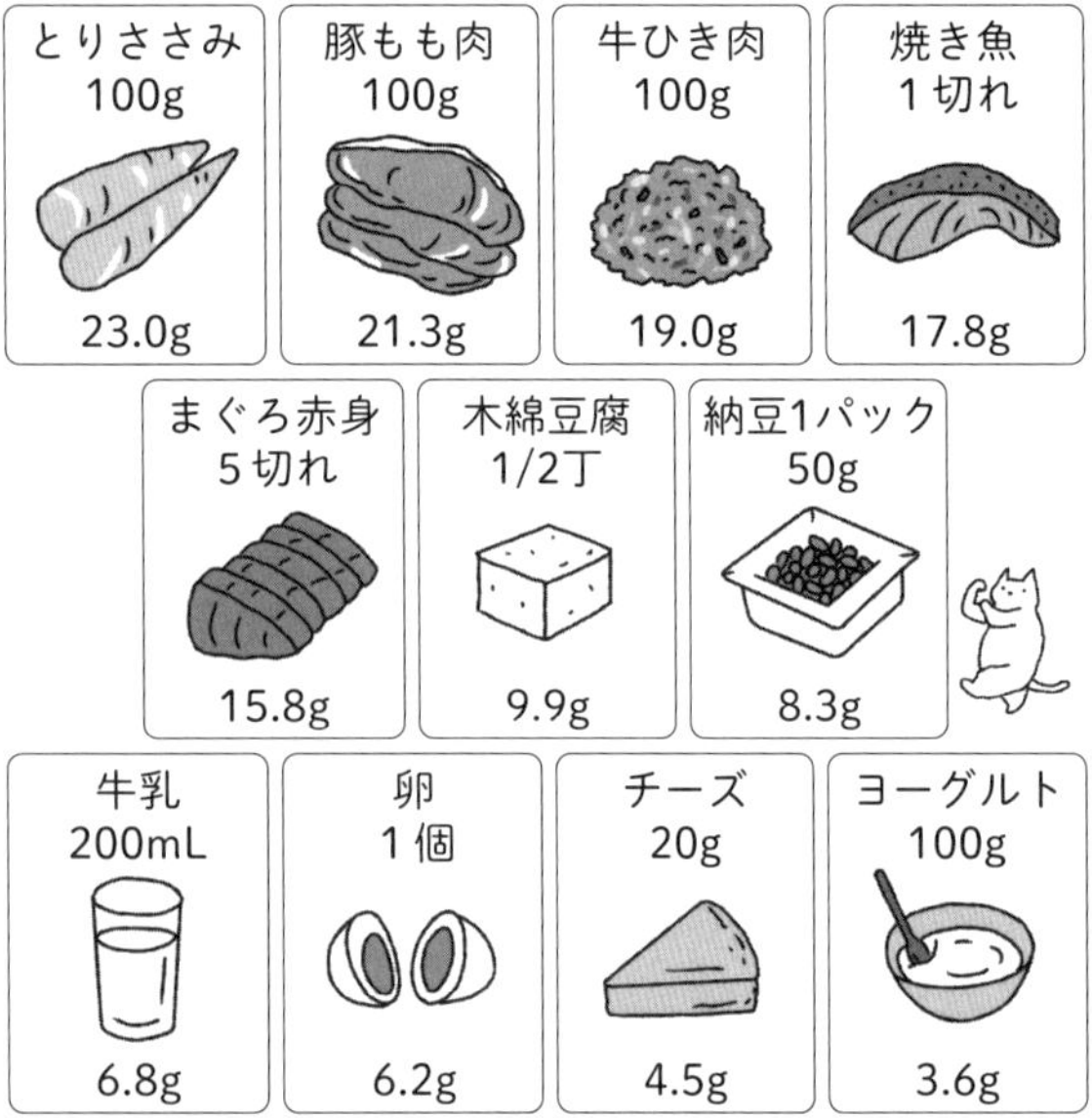

女性のタンパク質の目標量

	1日の摂取目標量（g/日）
30歳〜49歳	67〜103
50歳〜64歳	68〜98
65歳〜74歳	69〜93

（＊16）

更年期での過度なダイエットは骨に悪影響も

更年期太りとは逆に、**やせすぎも危険**です。極端なダイエットをすると、カルシウムなどの体に必要な栄養素が不足しがちになり、結果として**骨が弱くなる危険**があるからです。更年期では、エストロゲンの減少によって、骨密度が低下するため、骨がもろくなる「骨粗しょう症」のリスクも高まります。

たしかに、若い頃に着た服はこの時期になると、入らなくなってくるかもしれません。しかし、ここで無理なダイエットをして骨が弱ってしまっては、元も子もありませんよね。あわてず焦らず、そして長い目で見て、健康的な範囲で体重と体形のコントロールを続けていきたいものです。

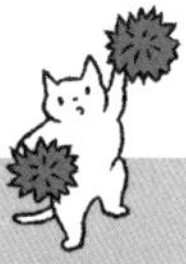

更年期こそ始めたい運動習慣

「なにもない場所でつまずいて恥ずかしい」、これは、筋肉が弱っているからかもしれません。

女性の場合、**40代中盤から50代頃の時期に筋肉量が急激に減っていきます。**

中でも減りやすいのは、下半身の筋肉です。

筋肉量が減ってしまうと、体の重心が支えられなくなって転倒しやすくなったり、膝や腰などの痛みから、動くことが困難になってしまったりする「ロコモ（ロコモティブシンドローム：運動器症候群）」のリスクも。また、筋力低下は、免疫力の低下や糖尿病などさまざまな病気のリスクも招きます。

「ロコモなんて、おじいちゃん、おばあちゃんの話でしょ〜」と感じる方

＊女性の加齢にともなう筋力量の推移

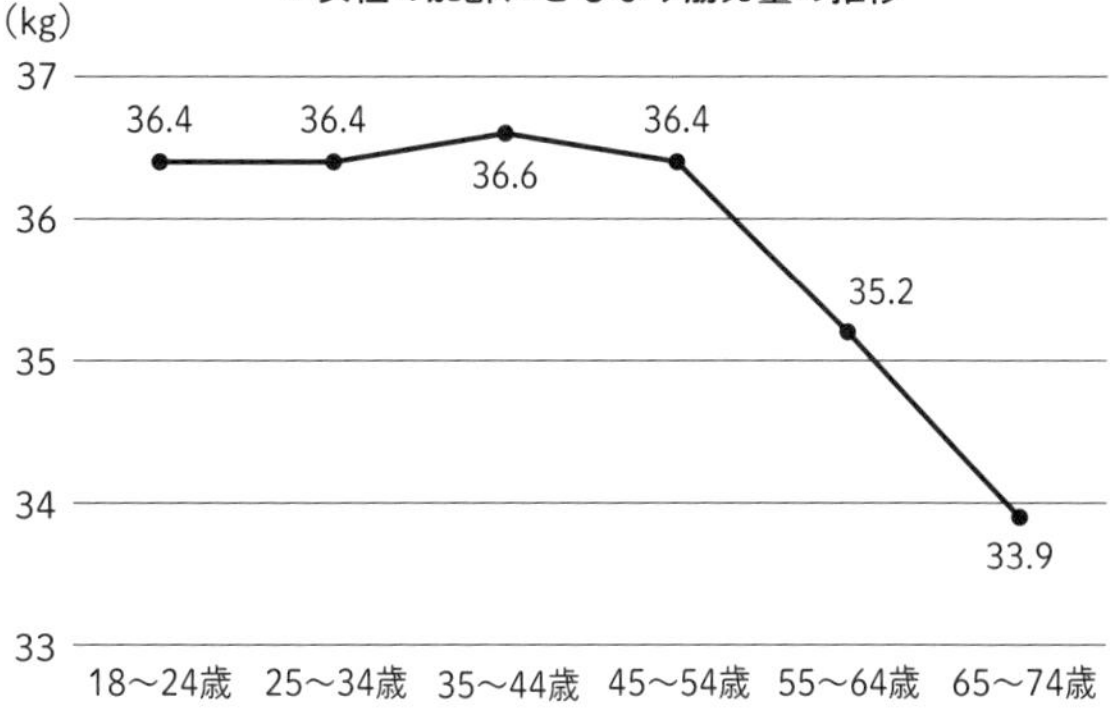

（＊17）

もいるかもしれませんが、実は更年期の時期からの運動習慣があるかどうかが、その後の体力差に大きく影響してくるのも事実。

特にデスクワークで座っている時間が長い方や、あまり運動習慣のない方は、注意が必要です。「学生時代はスポーツしていたよ！」という方も、残念ながら「筋肉貯金」は、そろそろ目減りしてくる頃かもしれません。

時間のない人は「ながら運動」を

「そうはいっても、どうも運動は苦

手なのよね……」「時間もないし……」という方に向けて、私がよくオススメするのは、**「ながら運動」**です。

棚の上に物を置くときには、そのまま体を伸ばしてストレッチ。床にある物を取るときには、腰からしゃがんでスクワット。横断歩道を歩くときは背筋を伸ばして、姿勢を意識してみるなど、**日常生活の中で筋力を落とさない動きを意識的に取り入れてみる**のは、時間がない方におすすめです。

憂うつやイライラ、めまい、肩こり、頭痛などの更年期症状がある方には、**ラジオ体操がおすすめ**です。実は私もよく、ラジオ体操をするのですが、ほどよい動きとストレッチで最後には体がシャキッとしてくるので、毎回「本当によくできているなあ～」と感心しています。今はYouTubeにもラジオ体操の動画があるので、好きな時間にサクッとできるのもよいですね。

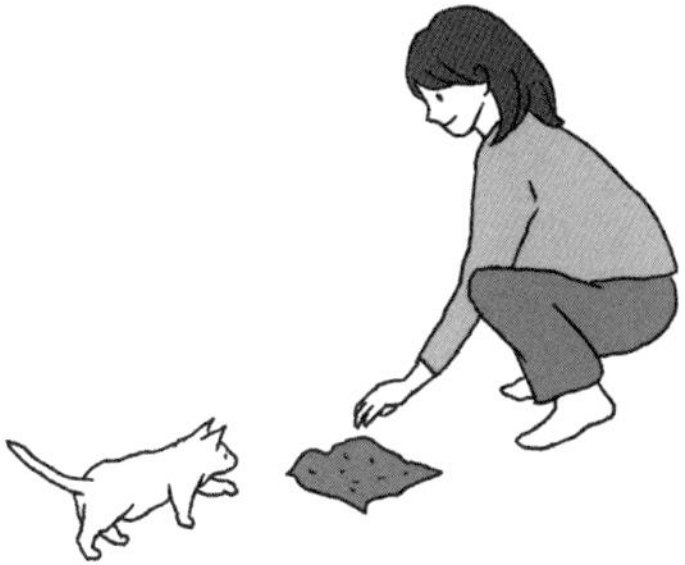

家事をしながら、ももの筋肉を刺激。下に置いた物を取る際は、しっかり腰を落としてしゃがむことを心がける。

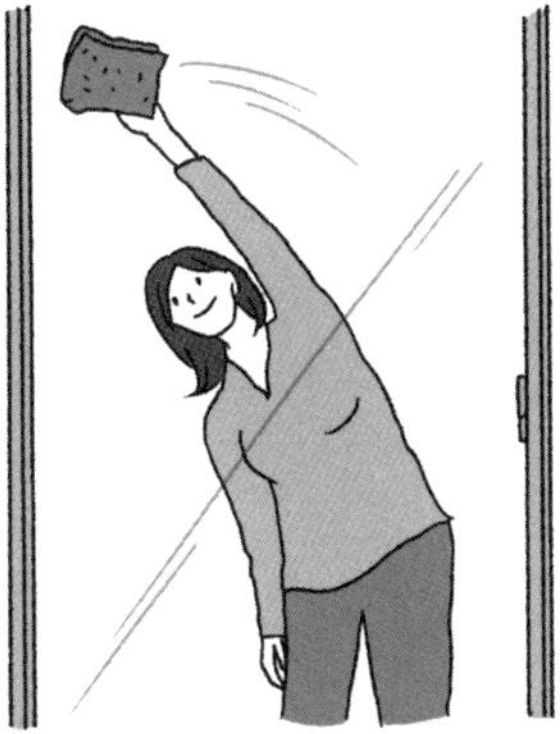

高い位置にある物を取ったり、窓拭きをするときには、体のワキがしっかりと伸びるように動く。

骨盤底筋トレーニングも日々の習慣に

私たちの臓器を支えてくれる骨盤底筋。とても大切な部位ですが、いざ鍛えようと思っても一朝一夕には鍛えられないものです。ぽっこりお腹や尿もれ対策、また骨盤臓器脱（83ページ）を予防するためにも、**骨盤底筋のトレーニングは毎日の習慣に**したいですね。

次のページから、2つの骨盤底筋トレーニングをピックアップしました。テレビを見ながら、電子レンジの加熱を待っている間など、ちょっとしたすきま時間におこなってみましょう。立ってできる骨盤底筋トレーニングは、私も診察中、患者さんが内診台に移動しているときにおこなっていますよ。

立ったまま骨盤底筋トレーニング

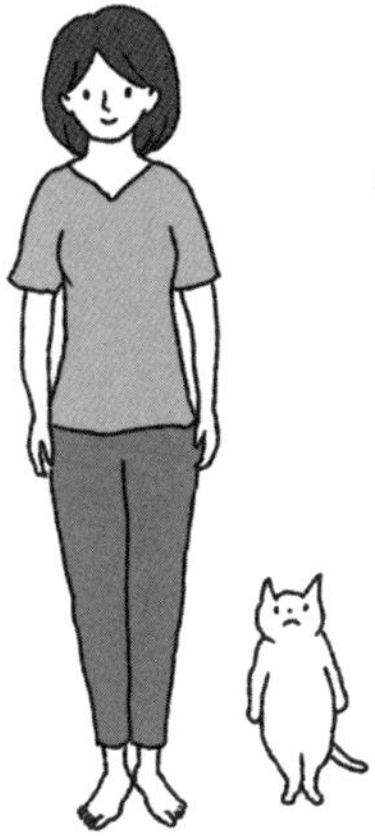

①背筋を伸ばして立ち、
かかとをつけて、
つま先は開く。

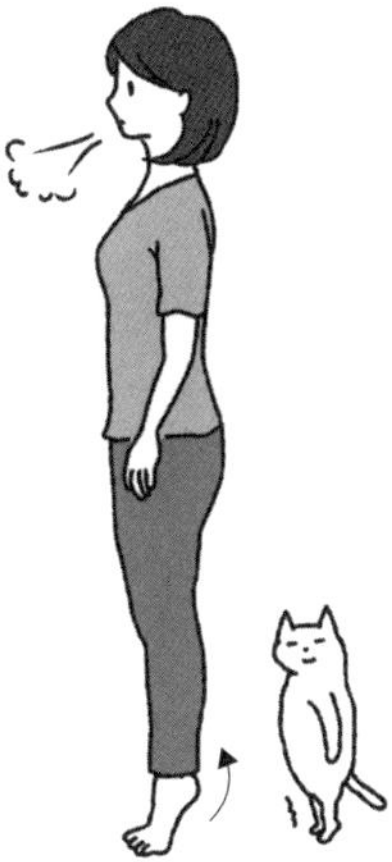

②息を吐きながら
かかとを上げる。
10秒キープして
かかとを下ろす。
これを繰り返す。

寝たまま骨盤底筋トレーニング

①膝の間に丸めたタオルを挟んで
両膝を立て、あお向けになる。

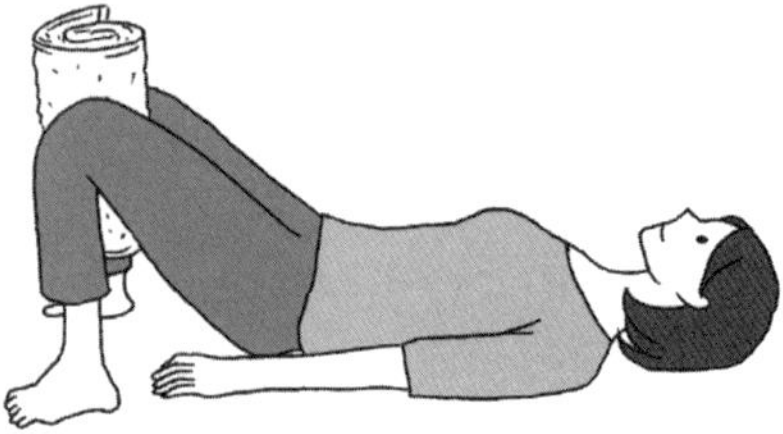

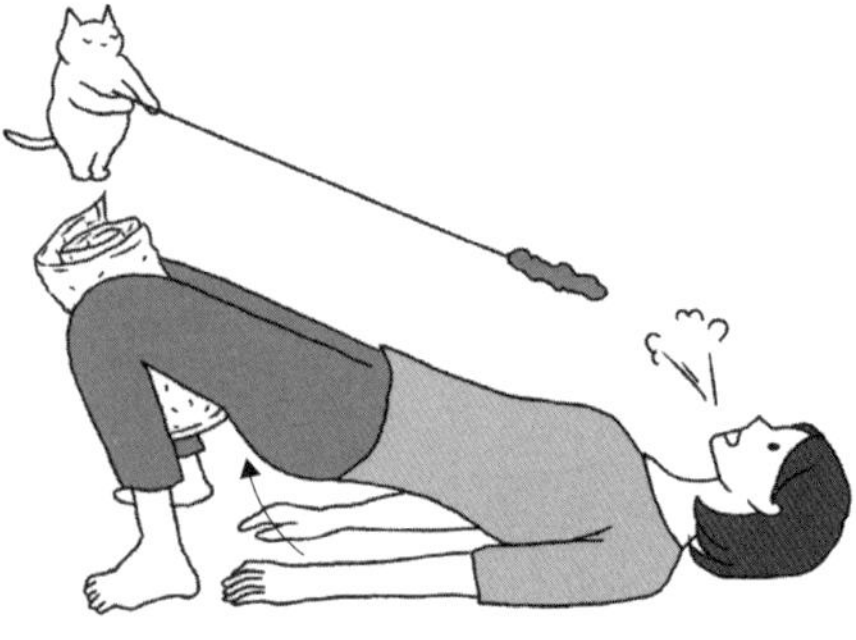

②息を吐きながらお尻を上げ、お尻を締めながら、10秒
くらいかけて息をゆっくり吐く。
③息を吸って、お尻を床につけてゆるめる。5回ほど
繰り返す。

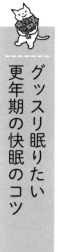

グッスリ眠りたい　更年期の快眠のコツ

更年期にさしかかり、質のよい睡眠の必要性をますます実感している方も多いのではないでしょうか。若い頃は何時間でも寝られたのに、眠りが浅くなったり、ホットフラッシュで目が覚めてしまうのも、「更年期あるある」ですね。

人生のおよそ3分の1を費やしている睡眠ですが、実はそのメカニズムについては、解明されていないことがたくさんあるようです。睡眠研究の世界的権威で、ノーベル生理学・医学賞候補と名高い筑波大学の柳沢正史教授ですら、「睡眠にはまだまだ大きな謎が残っている」とおっしゃっています。

「睡眠時間は7時間」が死亡率が低い

さて、そもそも長く眠ることは体によいのでしょうか？

睡眠時間と死亡率の関係について調べた調査では、「もっとも死亡率が低いのは睡眠時間が7時間の人」という報告もあります。**睡眠時間は、短すぎても長すぎても死亡率が上がる**、というわけです（＊18）。

更年期にさしかかり睡眠時間が短くなってきたという方もいるかもしれませんが、世界的にも日本人の睡眠時間は少ないのだとか。経済協力開発機構（ＯＥＣＤ）による２０２１年の調査データによると、日本人の平均睡眠時間は7時間22分でした。「けっこう寝てるんじゃない？」とも思えますが、実はＯＥＣＤ加盟国の中でも最下位なのです（＊19）。

さらに別の調査では、女性の４割が睡眠６時間未満というデータも。一概にはいえませんが、家事や育児の負担が女性にかたよっていることが背景にあると指摘されています。睡眠時間の確保のためにも、ストレス軽減のためにも、ここは家事、育児を周囲とうまく分担したいですよね。

寝室だけでなくリビングの照明も大切

ぐっすり眠るためには、いくつか「睡眠のコツ」があります。

ひとつは照明です。海外のホテルに行くと、間接照明の部屋も多く、「少し暗いな〜」と感じたことはありませんか？　実は眠りのためには、それくらい照明を落とした部屋のほうがよいといわれています。

私たちの脳の松果体《しょうかたい》という部位からは、眠気をさそうホルモン「メラトニン」が出ています。このメラトニンは、光の刺激が弱まると脳内で分泌される量が増える性質があります。そのため、こうこうと電気がついた部屋よりも、**ちょっと暗いなと思う部屋のほうが、眠たくなる**のです。

また、どんなに寝室だけを暗くしても、寝室に行く前にすごしていた部屋の電気が明るいとメラトニンは出づらくなってしまうといわれています。寝る前には、リビングやダイニングの照明を調整してみましょう。

お風呂に入るのは「寝る2時間ほど前」が理想

ぐっすり眠るためには、お風呂に入るのは「寝る2時間ほど前」が理想的といわれています。これには、体温と睡眠の関係が深くかかわっています。

体は一日の中でも体温が変化します。活動的な日中は体温も高めで、お休みモードの夜間では、手足から熱を放出して体を冷やします。

よく眠るためにはこの「体温の低下」がポイント。お風呂で体温が一時的に上がると、その後、体温は下がりやすくなります。この**体温がすーっと下がったタイミングでベッドに入ると自然と安眠できる**というわけです。

また、いざベッドに入ったものの眠れなくなると、あれこれ考えて目がさ

ぐっすり眠るための室内環境

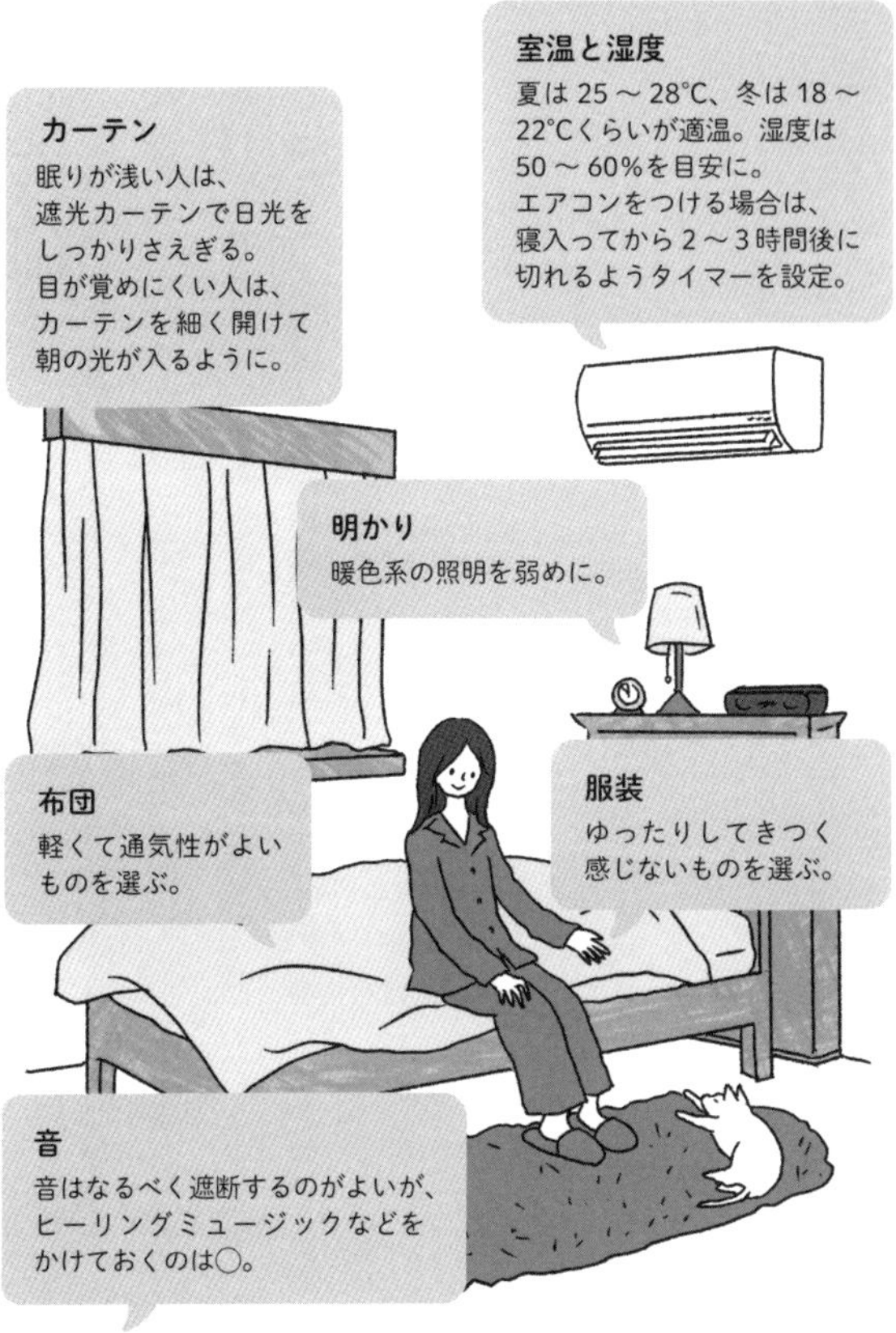
室温と湿度
夏は 25 ～ 28℃、冬は 18 ～ 22℃くらいが適温。湿度は 50 ～ 60%を目安に。
エアコンをつける場合は、寝入ってから 2 ～ 3 時間後に切れるようタイマーを設定。
カーテン
眠りが浅い人は、遮光カーテンで日光をしっかりさえぎる。
目が覚めにくい人は、カーテンを細く開けて朝の光が入るように。
明かり
暖色系の照明を弱めに。
布団
軽くて通気性がよいものを選ぶ。
服装
ゆったりしてきつく感じないものを選ぶ。
音
音はなるべく遮断するのがよいが、ヒーリングミュージックなどをかけておくのは○。

えてしまうこともありますよね。

しかし、眠れないときにはベッドで粘らないほうがベター。眠気が来るまでリビングなどで静かにすごしてから、ふたたび横になってみましょう。もちろん、翌日に猛烈な眠気に襲われる、寝不足で体調が悪い日があまりにも続くという場合は、睡眠外来や心療内科などを受診してみるのがおすすめです。

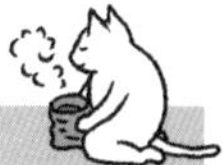

夜中のトイレも1～2回なら、神経質にならなくてOK

年齢を重ねると増えるのが「夜中にトイレ」問題ですね。

トイレに行きたくて目が覚めてしまうこともあれば、眠りが浅いために目が覚めてしまい「そういえばトイレに行きたい気がする」と、尿意を感じてトイレに行くこともあるでしょう。

結論からいえば、トイレに起きる回数が1～2回で、その後もすぐ寝られる、翌日も元気にすごせているのなら、あまり神経質にならなくても大丈夫。

日中に飲んだ水分がうまく体から排出されずにたまった状態のままだと、夜間の尿の量が増えやすいですし、尿がそれほどたまっていないのに尿意を感じる「過活動膀胱」も考えられます。また、更年期からエストロゲンが減ると、尿をためる機能が低下するといわれ、さらに肥満傾向や骨盤底筋が弱くなることも頻尿や尿もれの原因となります。

まずは、コーヒーや緑茶などの利尿作用のあるカフェインは、夕方以降は控えてみましょう。また、アルコールにも利尿作用があるので、寝る前のお酒はほどほどに。お風呂にゆっくり入ったり、お腹を温めると膀胱の働きもよくなり、尿をしっかりとためやすくなりますよ。

あまりにつらい場合や、「夜中に3回以上もトイレに起きてしまう」といった場合は、泌尿器科に相談してみましょう。昔からよく過活動膀胱の治療に使われている「抗コリン薬」というお薬が功を奏して、ぐっすり眠れるようになる方もいます。

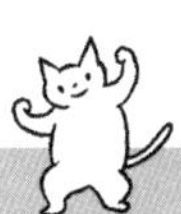

更年期のマインドセルフケア

職場では上司と部下の板挟み、子どもは絶賛反抗期、夫は多忙で家事はワンオペ……。「わかるわぁ〜」と思ったあなた、ストレスをためていませんか？　更年期世代の頑張り屋さんは、知らず知らずのうちにストレス過剰になっているかもしれません。

過度なストレスは心身ともにダメージを与えますが、**「ストレス」と名のつくもの、すべてが有害なわけではありません。**入学試験や仕事の期限など、適度な緊張感があることでやる気が出ることもありますよね。

逆にストレスが少なすぎると、生きるはり合いが得られなかったり、空虚な気持ちになることもあります。生理学的にいえば、自律神経機能がうまく使えず、心肺や筋肉などの身体機能も低下してしまいます。

「ストレスは人生のスパイス」なんて言葉もありますが、**ストレスはちょうどいい塩梅《あんばい》ならあってもよいもの**ですし、バランスが大切なのですね。

なにをストレスと感じるかは、人によって異なります。A子さんにはあまりつらく感じない出来事でも、B子さんにとっては、苦痛を感じるほどのストレスだったりします。他人と比べて「私はストレスに弱い……」と悲観的にならなくても大丈夫です。

ここからは、ストレスと上手につきあうためのセルフケアをいくつかご提案していきます。ぜひ試してみてくださいね。

「今この瞬間」に目を向ける　ボディスキャン瞑想

更年期のストレスケアにおすすめなのが、**ボディスキャン瞑想**です。

これは、マインドフルネスストレス低減法のひとつで、体のさまざまな部

ボディスキャン瞑想

1お腹→2つま先→3膝→4骨盤・お尻→
5お腹→6胸→7肩・首→8顔→9頭

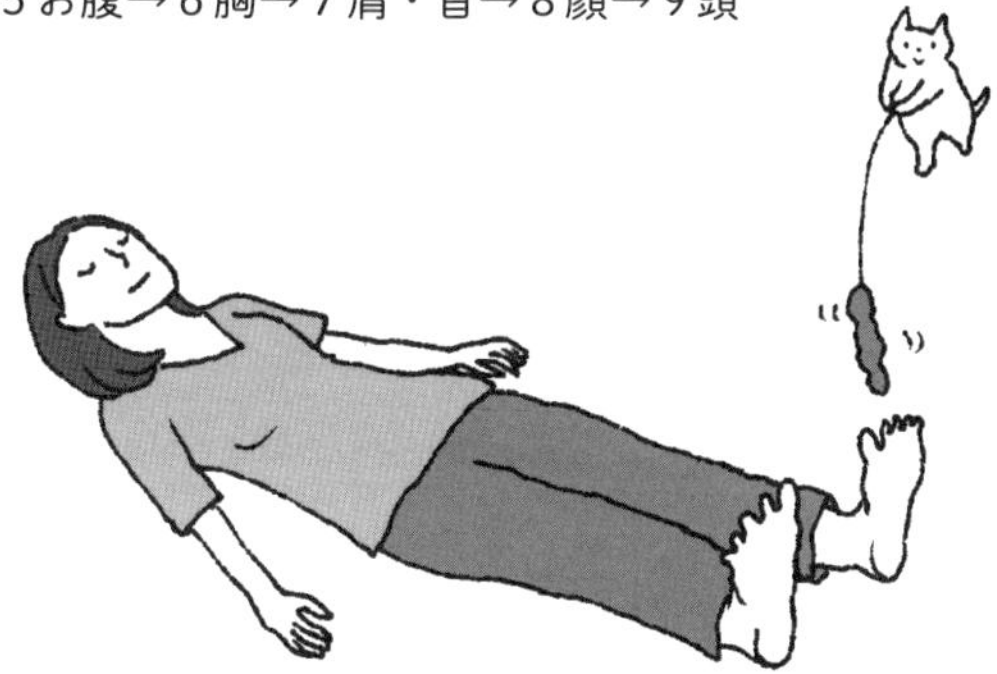

あお向けになって体の力を抜く

↓

呼吸を整える

↓

1〜9の順番に各部位に意識を向ける

↓

「あ、お腹が張っているな」など感じていることを観察する（そこでよい悪いの判断はしない）

無理に感覚をとらえようとしなくてもOK。
寝てしまっても大丈夫です。

位に意識を向け、身体感覚を「ありのまま」感じ取る瞑想法です。

マインドフルネスとは、アメリカのマサチューセッツ工科大学で開発された心理療法で、不安神経症やうつ病にも有効性が示されています。グーグルやアップルなど、アメリカの大企業で社員活動のカリキュラムに取り入れられていることでも有名です。

マインドフルネスでは、今の自分の感情や考えを「あるがまま」に観察し、体験することがポイントです。そこでは「よい・悪い」の判断はしません。無理に感覚をとらえようとする必要はなく、眠ってしまっても大丈夫です。

最初はうまくできないかもしれませんが、何度も繰り返すことで、自分の心と体の状態が意識できるようになり、ストレスの波も軽やかに乗りこなせるようになってくるはずです。仕事や家事の合間、寝る前などにおこなうのもおすすめです。

更年期のつらさを周囲にも伝えてみる

更年期障害のつらさを同じ空間で生活をしている家族にも、なかなかわかってもらえないこと、ありますよね。周囲に更年期障害のつらさをわかってもらえないことがストレスになっている方は、まずは手紙やスマホのメッセージなど文字で伝えてみてはいかがでしょうか。特に夫や息子など男性に家事の分担をお願いするときは、「もっと家事を積極的にしてね」というよりも、「お風呂の掃除と洗濯は毎日お願いね」「●曜日のゴミ出しは、あなたがやってね」など、具体的に伝えると、効果的なことも多いです。

夫と一対一で話すと険悪な状態になる……そんなときは、お子さんを仲介者にしてつらい状態を伝えるのはいかがでしょう。最近では、ＡＩに仲介を頼むシステムもあるようです。第三者がいることで、お互い冷静になれることもありますよ。

更年期のマインドセルフケア

1. 「楽しい」「気持ちよい」と感じる時間を増やす。ストレス解消の趣味、自分の居場所としての「サードプレイス」をつくる。

2. これまでの 70% の出来でよしとする。

3. 体の変化を柔軟に受け入れる。

4. 周囲につらさを伝えて、自分の状態を知ってもらう。

5. 素敵な人生の先輩を探してみる。

★更年期症状には必ず終わりが来ます！

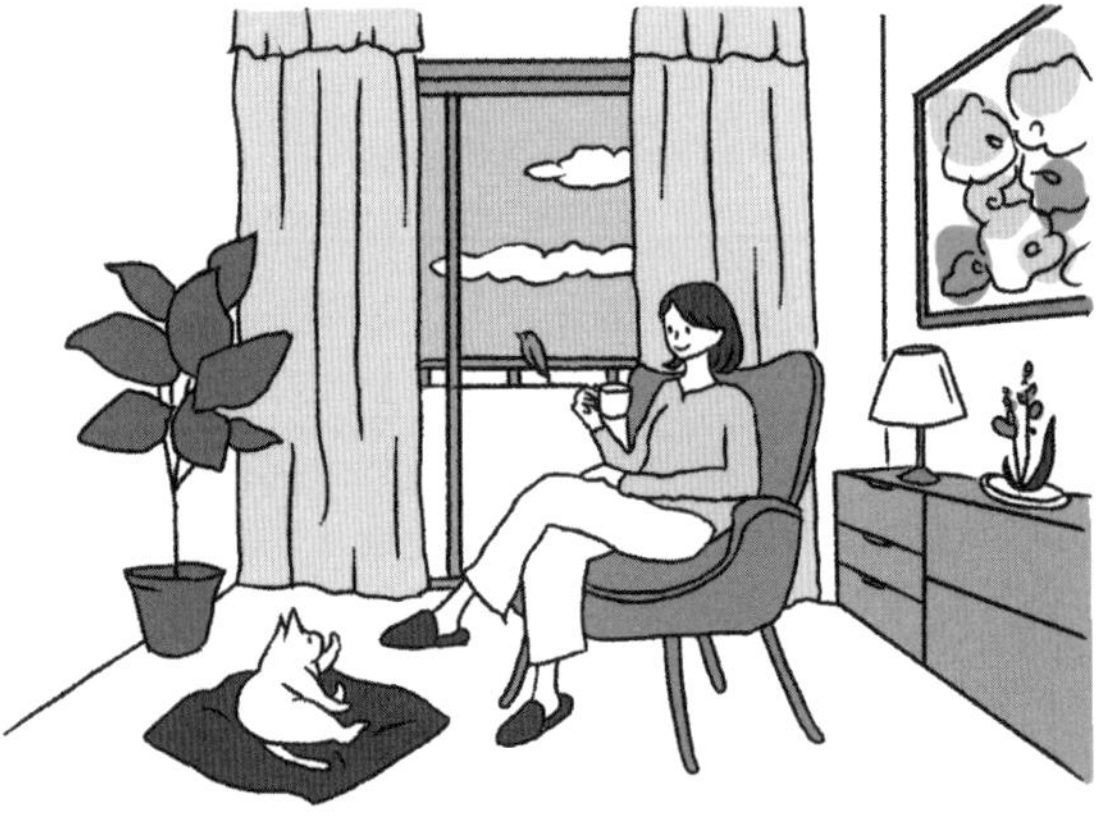

第5章

「アフター更年期」にそなえて

更年期の長いトンネルを抜けると、
次にやってくるのは穏やかな「アフター更年期」です。
生殖から解放され、
美しく豊かなアフター更年期を楽しむためにも、
ぜひ今からかかりやすい病気や
予防策について知っておきましょう。

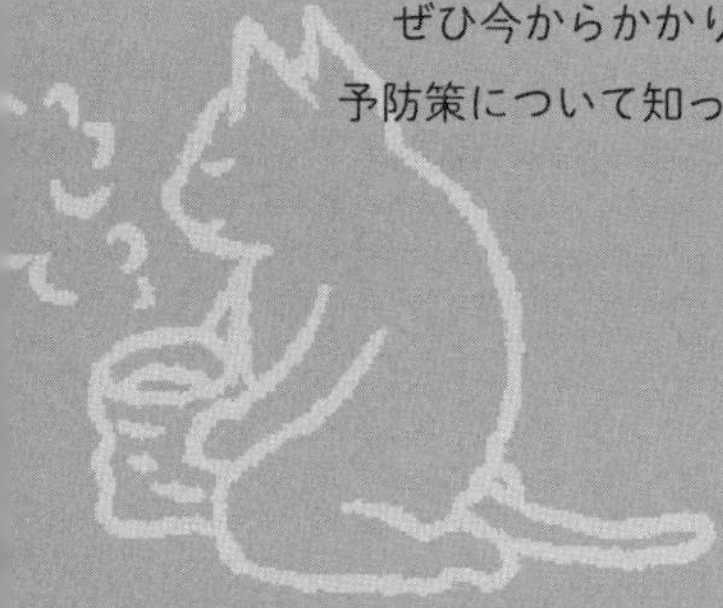

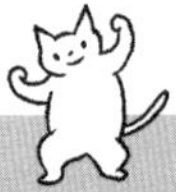

アフター更年期を豊かにすごすために

ホットフラッシュや止まらないイライラ、朝起きると手や体もこわばって、憂うつ……この更年期症状に出口はあるのかしら?

あまりに症状がしんどいときには、ついゲンナリしてしまいますよね。しかし、**更年期障害は「明けない夜」ではありません。**

少しおさらいすると、「更年期＝閉経を挟んだ前後5年の10年間」でしたね。この定義からすると、閉経して6年目からは更年期ではありません。また、左の図を見ていただくと、更年期障害の矢印はちゃんと止まっていることがわかります。そう、長いトンネルにもちゃんと出口があるんです。

閉経後はなりやすい病気が変わる

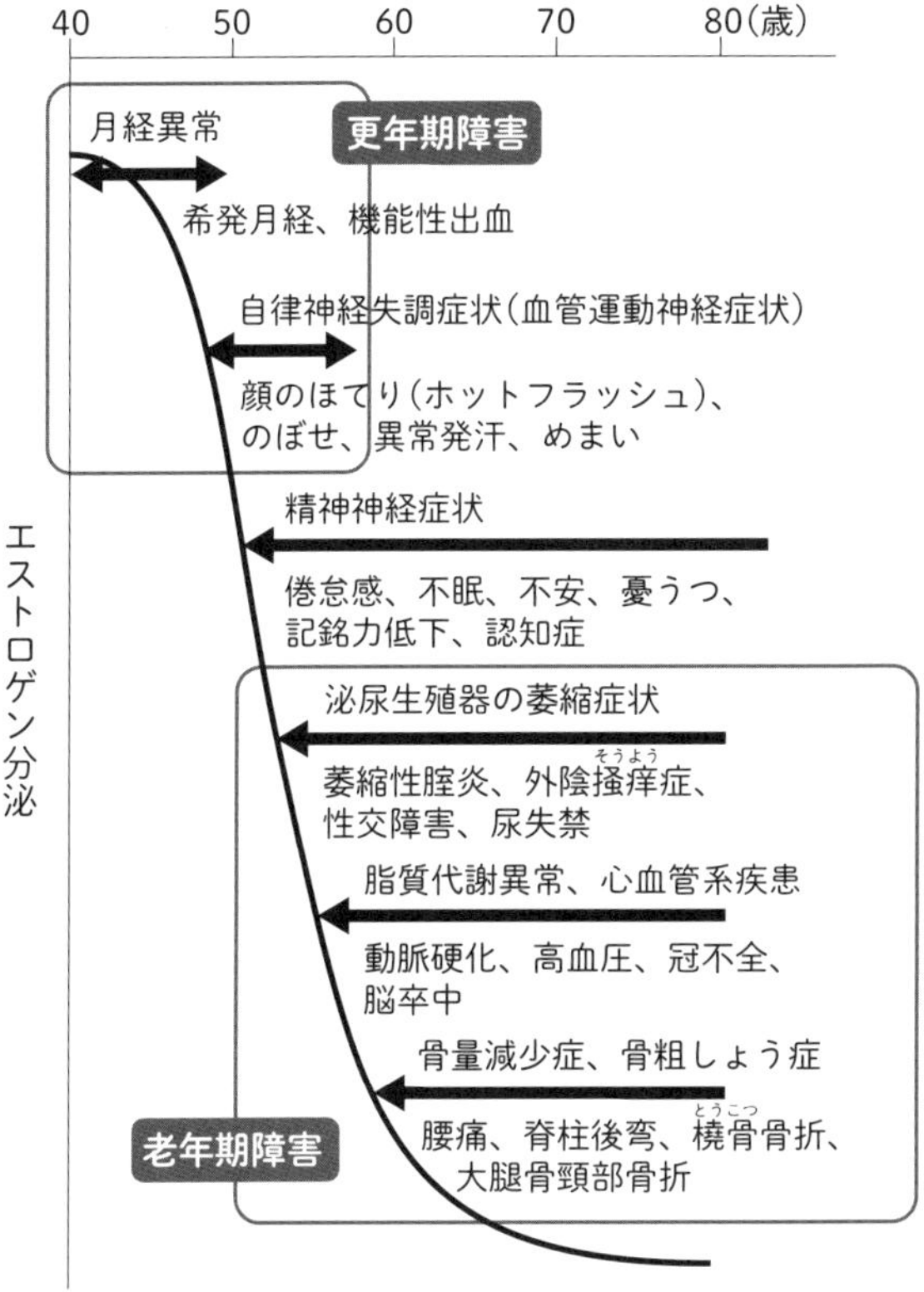

（＊20）

アフター更年期は人生の「凪タイム」

更年期のその後、アフター更年期をたとえるなら、それは「凪《なぎ》」。荒れ狂うホルモンの大波を小舟が進んでいるのが更年期だとすれば、アフター更年期はエストロゲンが少ない状態に体が慣れ、まるで水面がキラキラと光る湖のほとりを歩いている……そんなイメージです。

アフター更年期には、子どもが独立したり、仕事を定年退職したりと環境の変化もあるでしょう。「これからの人生、どうすごしていこうかしら」と人生の棚卸しをしながら、ゆるりとその先のすごし方を考えていく、時間に追われず、「時間を編む」ようにすごしていく。アフター更年期は、そんな余裕のある時期にしていきたいものです。

よく閉経したことで、「さっぱりしたわ〜」と表現されるマダムもいらっしゃいますね。毎月の月経痛や月経前症候群（ＰＭＳ）もなくなり、体調がよくなる方もいますし、月経時には避けていた白いパンツをいつでもはける、温泉旅行だって行き放題……月経にふり回されなくていい解放感は、格別です。ある意味、「閉経は生殖からの解放」ともいえます。毎月、妊娠というミッションに向けて排卵を繰り返していた、宿《やど》して産むための体とサヨウナラして、自分という人格として再出発するような感覚。人づき合いも、男性や女性という性別を超えて「ヒトとして」フラットに交流できるのも、アフター更年期の醍醐味といえるでしょう。

アフター更年期には、なりやすい病気も変わる

更年期に終わりはありますが、ある日突然、「今日で終了」とシャッターが閉まるわけではありません。人生において、更年期もアフター更年期も、ずっとつながっている「一本の道」のようなものです。健康面でいえば、**更年期の時期から自分の体や生活習慣に意識を向けることが、結果として豊か**

なアフター更年期につながっていくのですね。

アフター更年期には、かかりやすい病気が更年期とは変わってきます。219ページの図を見ていただくと、萎縮性腟炎などの生殖器・泌尿器系や生活習慣病としても知られる動脈硬化や高血圧、さらに骨粗しょう症もエストロゲンの減少と関連して起こりやすくなることがわかっています。

骨粗しょう症や萎縮性腟炎は、エストロゲンを補うことで治療できることがわかっていますが、それ以外のほとんどの病気は、エストロゲン補充療法だけでは解決できません。というのも、動脈硬化や高血圧、糖尿病などの病気は生活習慣のほうがより深くかかわっているからです。

エストロゲンが減ったら、すべての女性が生活習慣病になってしまう、というわけではありません。普段の生活を少しずつ改善することで生活習慣病は予防できますし、もしもなってしまったら、有効な治療薬を使って対処することもできます。心配しすぎなくても大丈夫です。

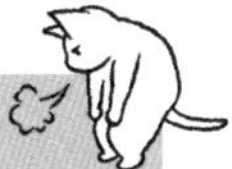

アフター更年期と生活習慣病

ほどよく体を動かして足腰の筋力を落とさないこと、バランスのよい食事をとること……こういったコツをおさえることで予防できるのが「生活習慣病」です。生活習慣病とは、食事や運動、喫煙などの生活習慣に関係して発症する病気を指します。

生活習慣病には、さまざまなものがありますが、特に更年期以降、気をつけたいのが**脂質代謝異常、高血圧、糖尿病**です。

脂質代謝異常

脂質代謝異常とは、血液中の脂質の値が基準値から外れた状態のこと。総

生活習慣病のリスクが高まるアフター更年期

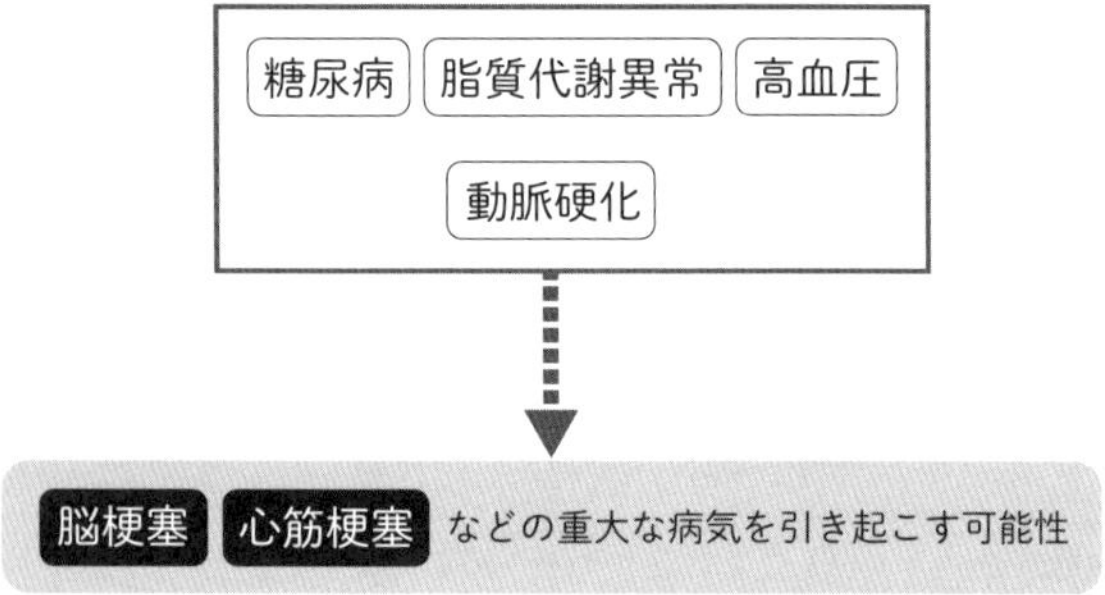

コレステロール、LDL（悪玉）コレステロール、中性脂肪が増加し、HDL（善玉）コレステロールが減少することです。2007年に「高脂血症」から名称が改められました。

脂質代謝異常は、ほうっておくと血管の内側にコレステロールの塊がたまって血管が硬くなる「動脈硬化」を引き起こし、やがて脳梗塞や心筋梗塞など命をおびやかす病気につながることもあります。

脂質代謝異常は、男性に多いのですが、女性は50代から急増していきます。

＊脂質代謝異常が疑われる女性の割合

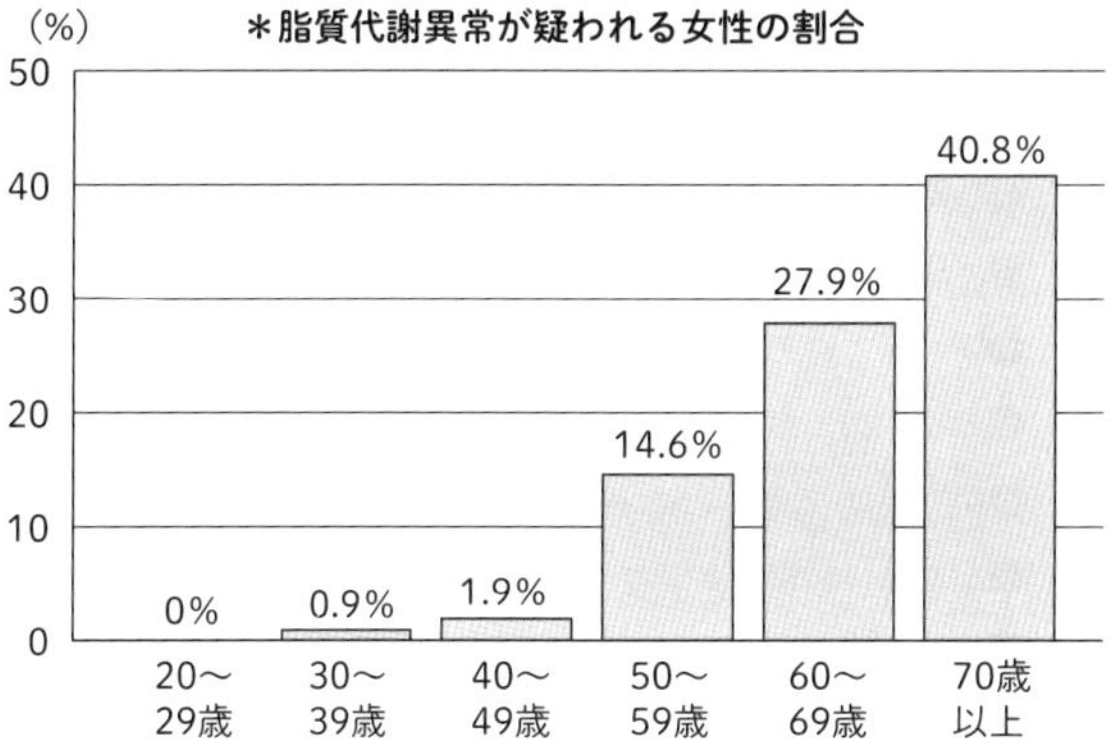

（＊21）

その背景にあるのが、エストロゲンです。エストロゲンは脂質代謝と深くかかわっていて、内臓脂肪を分解しやすくしてくれるのですが、エストロゲンが減少する閉経後には、この働きがうまくいかなくなってしまうのです。

しかし、エストロゲンの減少以上に**大きな要因は、運動不足やコレステロールを上げる食事です。**生活習慣を見直して、脂質の多い揚げ物や脂身の多いお肉は控えめに。

もし、脂質代謝異常になってしまったら、生活習慣や食生活を改善しなが

減塩のコツ

❶新鮮な食材を使い、素材の味を生かした調理で薄味に
❷香辛料や香味野菜、柑橘類で味つけを工夫する
❸お酢など、低塩の調味料を上手に使う
❹同じ味つけでも減塩になるので、みそ汁は具だくさんに
❺外食や加工食品は塩分が高めなので控えめに
❻漬け物は「浅漬けを少量」を意識する
❼むやみに調味料を使わず、まずは味つけを確かめる
❽麺類の汁を全部残せば2〜3ｇの減塩に

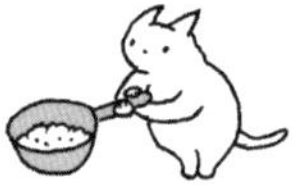

（＊22）

ら、スタチン、エゼチミブといったお薬を飲む選択肢もあります。

高血圧

「若い頃は低血圧だったのに、閉経してからどうも血圧が高いのよね」

アフター更年期には女性の高血圧も急増していきます。

卵巣から出るエストロゲンが減ることで脳がパニック状態になり、やがて自律神経の乱れを引き起こすことは54ページでもお話ししましたね。この自律神経の乱れによって、血圧も変動し

やすくなります。エストロゲンの減少により、血管のしなやかさが失われることも、高血圧の一因といわれています。

脂質代謝異常と同じように、高血圧も閉経だけが原因とはいえません。エストロゲン以上に大きくかかわっているのが、**塩分のとりすぎ、肥満、飲酒、運動不足、ストレス**などです。

かねてから日本人は、塩分のとりすぎが問題になっていました。日本人の食塩摂取量の平均は１日あたり約10ｇですが、厚生労働省の「日本人の食事摂取基準２０２０」では、成人女性の場合は１日６・５ｇまでに抑えることを目標としています。

そこで**心がけたいのが、減塩です。**減塩というと、味が薄くて物足りないイメージもありますが、新鮮な食材を使って素材の味そのものを楽しんだり、ダシや減塩調味料をうまく使ったりすることで、味の薄さをカバーできますよ。

糖尿病

脂質代謝異常や高血圧にならんで、動脈硬化を引き起こしやすいのが糖尿病です。

私たちの体にとって糖は大切なエネルギー源ですが、糖をエネルギーとして使うにはインスリンが必要になります。インスリンは、すい臓から出るホルモンで、血糖を一定の範囲に保つ働きがあります。糖尿病は、このインスリンが十分に働かないために、血液中を流れるブドウ糖という糖（血糖）が増えてしまう病気です。

糖が血液中に増えすぎると、血管を傷つけ動脈硬化を引き起こします。また、糖尿病はしばしば網膜症・腎症・神経障害という三大合併症を引き起こすことが知られています。

エストロゲンにはインスリンの働きをサポートする作用があるのですが、

エストロゲンが減少する更年期以降には、血糖値も下がりにくくなってしまうのです。ただ、ここでもいえるのが、糖尿病は閉経だけが原因ではないということ。エストロゲン以上に影響が大きいのが、**動かないライフスタイルや食べすぎなどの生活習慣**です。また、遺伝要因で糖尿病になることがあります。

糖尿病予防のためには、日々の食生活が重要です。糖分がたくさん入ったジュースやスポーツドリンクを水やお茶に替えたり、菓子パンを全粒粉のパンに替えたり、細かな工夫を取り入れることで糖質量を抑えられます。また、運動も血糖値の上昇を抑えてくれるので、やはり更年期から運動習慣をつけておくことが大切なのですね。

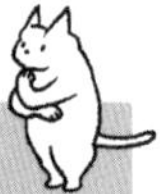

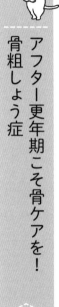

アフター更年期こそ骨ケアを！
骨粗しょう症

アフター更年期に注意したいのが、骨粗しょう症です。

骨粗しょう症とは、骨密度が低くなることで、骨がもろくなり、骨折しやすくなる病気です。

骨粗しょう症になると、つまずいたり、くしゃみをしたりするなど、わずかな衝撃でも、骨が折れてしまうことがあります。

背中や腰の骨がつぶれるように骨折（圧迫骨折といいます）してしまった場合、背中や腰が痛くなったり、背中が丸くなったり、身長が縮んだりします。また、足の付け根の大腿骨を骨折してしまうと、歩けなくなり、手術が必要になります。

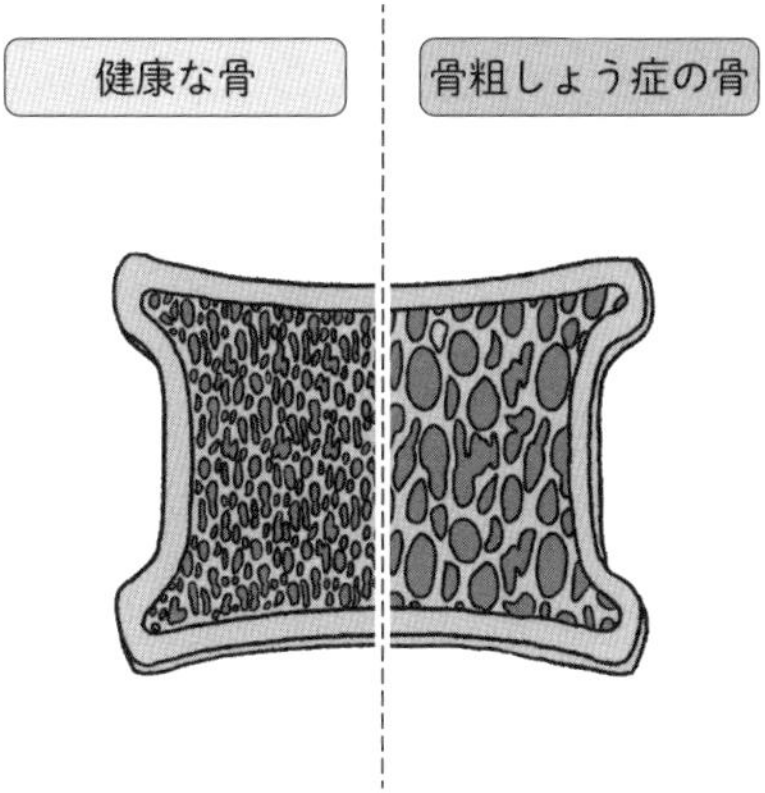

骨粗しょう症には自覚症状がありません。転倒して骨が折れたら痛みは出ますが、骨がスカスカになっていること自体には痛みは伴わないのです。

知らないうちに、骨がもろく折れやすい状態になってしまっていた……という可能性があるので注意が必要です。

骨は新陳代謝をしている

さて、ここまで読んでくださった方の中には、「なぜここで突然、骨の話を？」と思われた方もいるのではないでしょうか。よいところに気がつきました。エストロゲンと骨はとても深い関係があるのです。

骨の量は、エストロゲンと同じように一生の中で変化します。「骨太《ほねぶと》」「気骨《きこつ》のある新人」という言葉があるように、骨は硬くて強い、そして変わらないといったイメージもありますが、体のなかでは古い骨は常に壊され、新しい骨がつくられる「新陳代謝」が起こっています。

この古い骨を壊す細胞を「破骨細胞《はこつさいぼう》」、新しい骨をつくる細胞を「骨芽細胞《こつがさいぼう》」と呼びます。

エストロゲンは破骨細胞の監視役

そして、ここでようやくエストロゲンの出番です。

エストロゲンは、古い骨を壊す破骨細胞が働きすぎないよう調整してくれる、いわば監視役です。エストロゲンの量がたくさんある時期はよいのですが、エストロゲンが急減する閉経後には、監視役がいなくなったことで破骨細胞が暴走し、急激に骨の量も減っていくのです。

そのため、**ホルモン補充療法でエストロゲンを補充することで、破骨細胞の暴走を防ぎ、骨粗しょう症の予防につながる**のです。

骨粗しょう症は若い女性にも起こる

「骨粗しょう症は、高齢の方がなるもの」というイメージもありますが、実は、若い女性にも骨粗しょう症のリスクがあります。

特に近年、深刻なのが若い女性の無理なダイエットによる「やせすぎ」です。本来、骨密度は20代で最大になるはずなのですが、しっかりと栄養がとれないことで、骨の密度が上がらず、スカスカな骨になってしまう人が増えています。また、体重が減って月経がなくなると、女性ホルモンのエストロゲンが低下し、破骨細胞が暴走してしまい、骨粗しょう症になりやすくなってしまうのです。**ライフステージの早い段階から、骨の健康を意識すること**

が大切です。

骨粗しょう症を予防するカルシウム、ビタミンD・K

年齢とともに減ってしまう宿命の骨密度ですが、骨粗しょう症には、ちゃんと予防法もあります。

まず骨にとって欠かせないのが、**カルシウム。そして、ビタミンDやビタミンKといった栄養素**です。ビタミンKは、片手いっぱいの緑黄色野菜を朝、昼、晩、納豆は一日ひとパック食べれば十分です。

ビタミンDは、日光を浴びることで体の中でつくられます。冬なら一日30分〜1時間、夏なら15分程度の日光浴が効果的です。ビタミンDは食事からとることが難しいので、サプリメントもおすすめですよ。

適度な重さや衝撃のある運動が骨を強くする

骨粗しょう症対策には、運動も欠かせません。

特に**ウォーキングやジョギング、スクワットなどの筋トレや、ジャンプなど骨に刺激（荷重負荷）が加わる運動**が骨によいといわれています。

スポーツなら水泳よりも、バスケットボールやバレーボール、縄跳びのようなジャンプをする競技が骨を強くするといわれています。ただし、膝や腰の悪い方は注意が必要です。

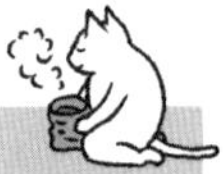

骨粗しょう症の検査をしよう

骨粗しょう症対策のために、まず**今の自分の骨密度をしっかり把握しておくこと**が大切です。骨密度検診は、自治体や職場の健康診断、整形外科、婦人科でもおこなっています。検査には左ページのような方法があります。骨密度を測定できるお近くのクリニックを「骨検《ほねけん》」というサイトから調べることができますので、参考にしてください。

ぜひ「骨活」をしてみてくださいね。

「骨検」ホームページ／https://honeken.jp/index.html

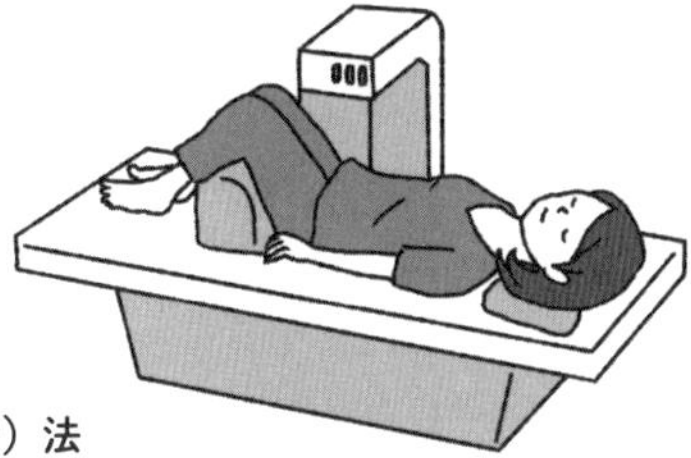

DXA（デキサ）法

背骨や大腿骨などに微量のX線を当てて測定

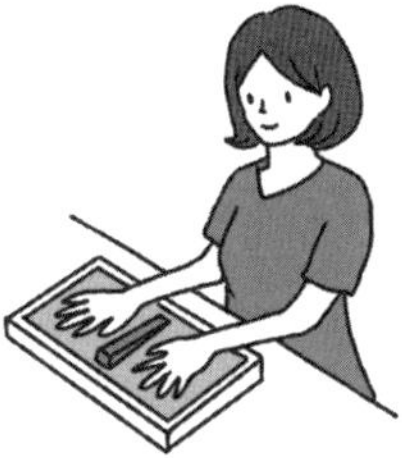

MD（エムディ）法

手の骨にX線を当てて測定

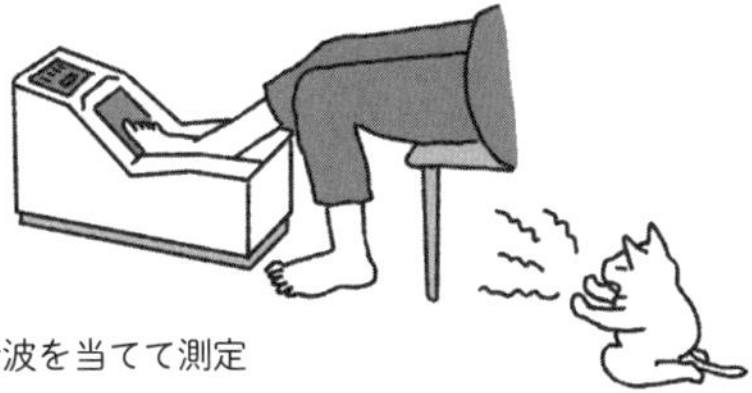

超音波法

かかとの骨に超音波を当てて測定

「ロコトレ」で足腰の筋力をキープ

年齢とともに、立ったり座ったりする機能が低下するロコモ（ロコモティブシンドローム）を防ぎ、足腰の筋力を落とさないために習慣にしたいのが、次に紹介する「ロコトレ」です。

どれもシンプルなものですから、ちょっとした空き時間におこなってみましょう。

ロコトレ 1 片足立ち

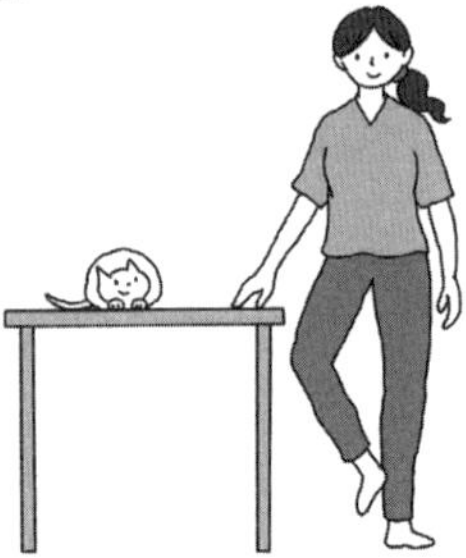

転倒予防のため机などにつかまりながら片足で立つ。左右とも1分間・1セット。

（＊23）

ロコトレ 2　スクワット

1．足を肩幅に広げて
　立つ。

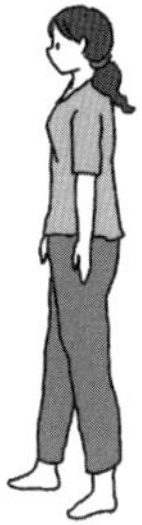

2．お尻を後ろに引くように、
　２～３秒間かけてゆっくり
　と膝を曲げ、ゆっくり元に
　戻る。５～６回で１セット、
　１日３セット。

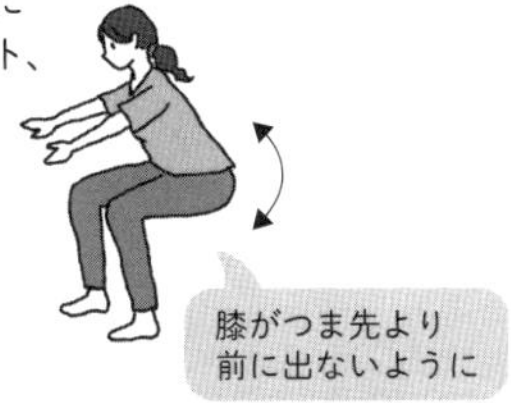

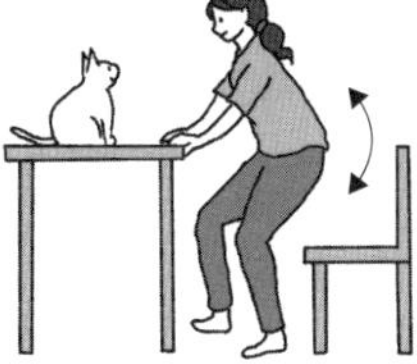

※スクワットができない場合、イスに座り、机に手をついて立ち座りの
　動作を繰り返す。

（＊24）

ロコトレ 3　フロントランジ

1．腰に両手をついて
両足で立つ。

2．足をゆっくり大きく
前に踏み出す。

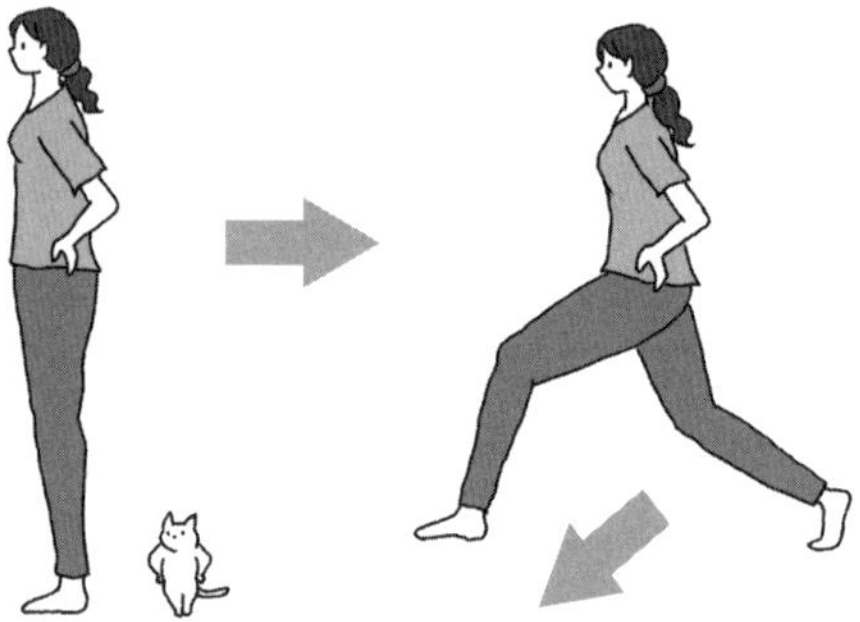

3．踏み出した足の太ももが
水平になるくらいに
腰を深く下げる。

4．体を上げて、踏み出
した足を元に戻す。
5～10回(できる範囲
で)×1日2～3セット。

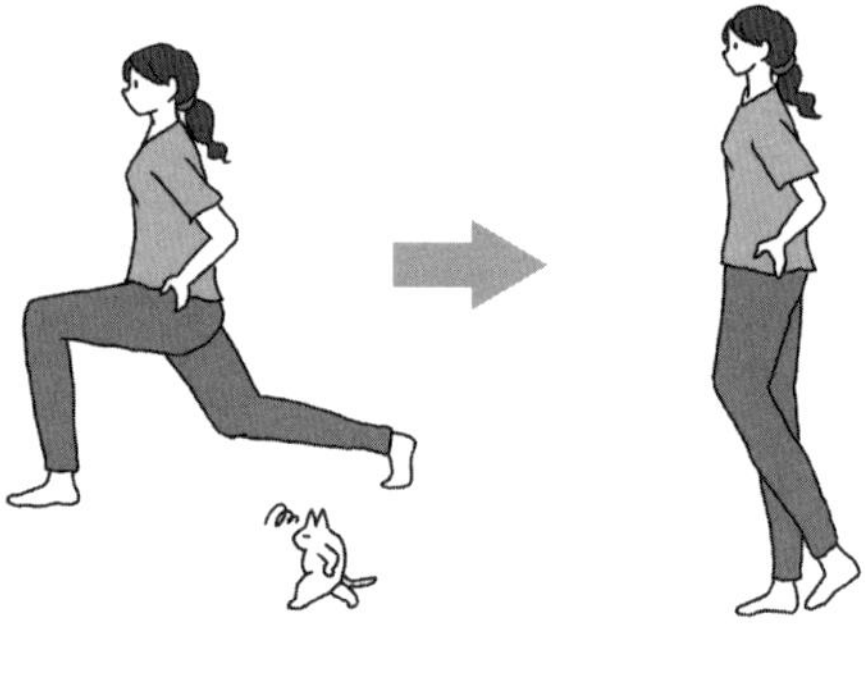

(＊25)

ロコトレ 4　ヒールレイズ

1．両足で立った状態で
かかとを上げる。

2．ゆっくりかかとを下ろす。
10〜20回繰り返す。１日
２〜３セット。

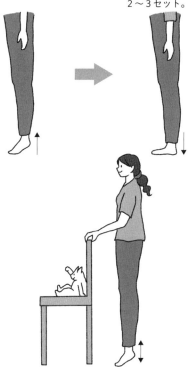

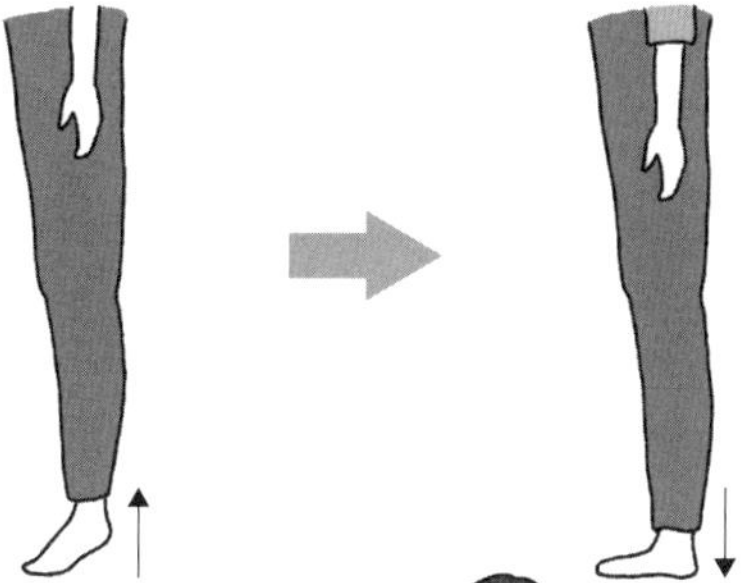

※立位が不安定な人は、イスの背もたれなどに手をついておこないます。

（＊26）

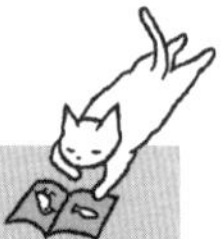

アフター更年期に気をつけたい がん対策

がんには、多くの種類がありますが、ここではアフター更年期にリスクが高まる、女性特有の３つのがんについてお話をしていきます。

子宮体がん

更年期以降、ぐっと増えるのが子宮体がんです。これは、子宮の奥側にできるがんで、「子宮内膜がん」とも呼ばれます（子宮の入口にできるのが子宮頸がん）。子宮体がんは、40代から増加し、50代～60代がピークといわれています。

子宮体がんの代表的な初期症状が不正出血です。おりものに血が混じったり、排尿時に痛みがあることも。「これも閉経が近づいてきたせいね～」と

子宮がんの種類

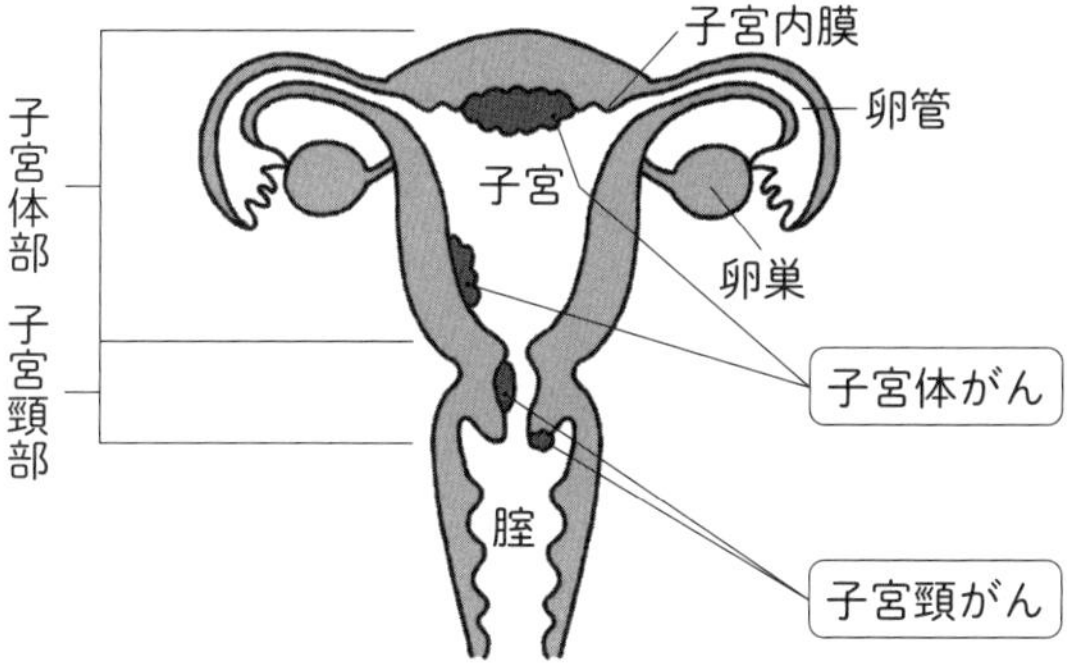

思っていたら、子宮体がんの初期症状だったということもあります。医師としては、「不正出血を見過ごさないで！」と声を大にしていいたいところです。

初期の子宮体がんは、治療によって80%以上治ります。月経以外のタイミングでの**不正出血がある場合は、婦人科を受診しましょう。**

自治体や職場の「子宮がん検診」は「子宮頸がん」の検査のみ、という場合も多いですが、必要に応じて子宮体がん検診もおこなえます。子宮体がんがあるかどうかを調べるための検査は、直接、子宮の内部に細い棒状の器具を挿入して細胞を採取して検査する子宮内膜細胞診が一般的です。私も40歳以上の方には、子宮頸がんと子宮体がんの両方の検診をおすすめしています。

卵巣がん

卵巣がんは、更年期から増えはじめて、**50代~60代で罹患率がピーク**になっていきます。卵巣がんは、自覚症状がなく、進行が早いため「サイレントキラー」とも呼ばれています。腫瘍が大きくなると、スカートのウエストがキツくなったり、下腹部にしこりのようなものが触れたりする症状が出ます。

卵巣の表面が破れる排卵の回数が多いほど、卵巣に刺激が加わり、卵巣がんのリスクは高くなるといわれています。逆に、排卵を抑える低用量ピルなどを服用していると、卵巣がんの予防にもなります。

卵巣がんは診断も難しく、卵巣を摘出してはじめてがんと診断されることもあります。なかなか症状が出づらい病気なので、子宮がん検診の際に、はれや腫瘍がないか、超音波検査で診てもらうのも一案です。

乳がん

私たちにとって、もっとも身近ながんといえるのが乳がんです。患者数は年々増え、およそ9人に1人が発症するといわれています。

女性が乳がんになりやすい年齢には、2つのピークがあります。ひとつめは、40代後半のいわゆる更年期にかけての時期、そして60代~70代になってから2つめの山がやってきます。

乳がんは早期に発見できれば治るがんで、5年生存率(病気と診断された患者さんたちが、5年後に何%生存しているかの値)は94%と、がんの中では高い生存率となっています。

乳がん検査といえば、「あのマンモグラフィが痛くて苦手」という方も多

女性の乳がん罹患率

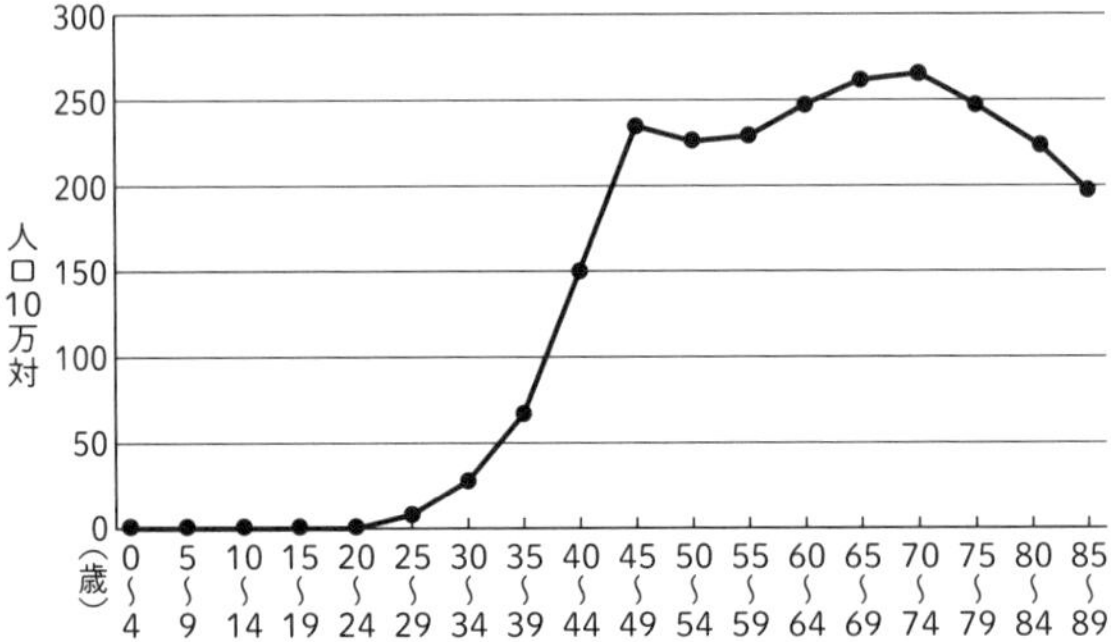

(＊27)

いでしょう。また、「できれば痛みのないエコー検査だけですませたい」という方もいるかと思います。

しかし、現時点で、**乳がんの死亡率を減らすという意味で、科学的に有効とされている検診はマンモグラフィだけ。**ここはぜひマンモグラフィで検診を受けておきたいところです。

しかし、脂肪よりも乳腺が多いタイプの方（高濃度乳房）は、マンモグラフィでは白く写ってしまい、がんを見つけづらいので**超音波検査を組み合わせる**ことが推奨されます。

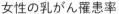

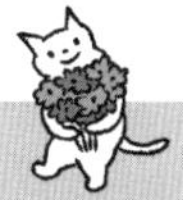

それ以外の子宮や卵巣の病気

がん以外にも、気をつけたい婦人科系の病気があります。いずれも体に異変を感じたら、婦人科医に相談しましょう。

子宮筋腫

子宮筋腫は、良性のコブのような腫瘍で、30歳以上では４人に１人に見られる病気です。子宮筋腫はエストロゲンによって育つので、閉経すると徐々に小さくなっていくのが一般的です。「逃げ込み療法」なんて言葉もあるほどです。

しかし、閉経前にエストロゲンが乱高下する「ゆらぎ」の時期には、経血

＊子宮や卵巣のおもな病気

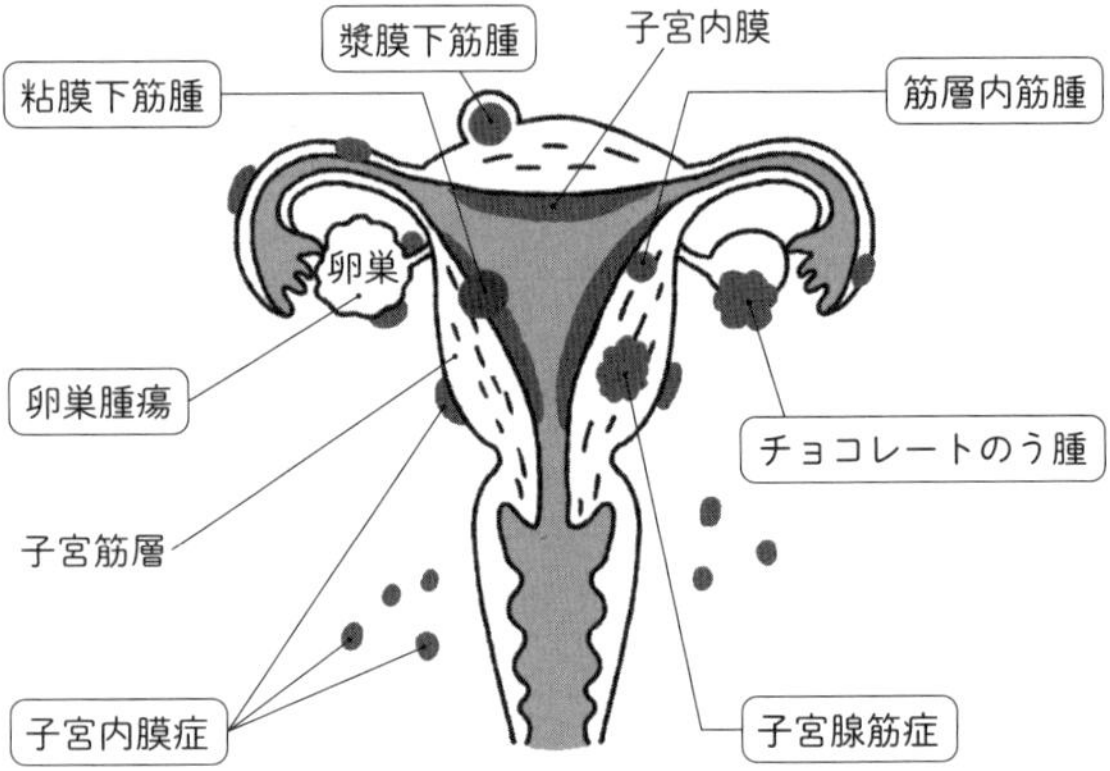

の量が増えたり、月経痛が悪化することもあります。また、まれですが、子宮筋腫に似た「子宮肉腫」という悪性腫瘍もあるので、かかりつけ医にしっかりと経過観察をしてもらいましょう。

なお、子宮筋腫はできる場所によって三つに分けられます。「漿膜下《しょうまくか》筋腫」は子宮の外側にできる筋腫で、はじめは症状がほとんどなく、大きくなってから下腹部のしこりで発見されることが多いです。「粘膜下《ねんまくか》筋腫」は子宮の内側にでき、月経痛や月経過多などの症状が見られます。早産・流産、不妊症の原因にもなります。「筋層内筋腫」は子宮の筋肉の中にでき、小さいうちは症状がありませんが、大きくなると月経過多が見られたり、早産・流産の原因になります。

子宮内膜症

子宮内膜症は、本来なら子宮の内側にできる内膜がほかの場所にできる病気です。子宮内膜症が卵巣にできると毎月、卵巣内で出血して血液がたまり「チョコレートのう腫」に、子宮の筋肉の中にできてしまうと筋肉内で出血してはれてしまい、「子宮腺筋症」になります。

子宮内膜症は、若い時期には月経時や性交時などに強い痛みを引き起こし、不妊の原因にもなるとされますが、更年期以降は、血管内皮が炎症のダメージを受けて動脈硬化を起こし、心筋梗塞や脳梗塞を引き起こすリスクが高くなることがわかってきました。

子宮内膜症は、ライフステージによって治療方針が変わるので、ぜひ定期検診をして経過観察をしてもらうことをおすすめします。チョコレートのう腫はがん化の観点からも、45歳以上で6㎝以上の大きさだったり、急に大きくなったりすると、手術が考慮されます。

卵巣腫瘍

卵巣腫瘍は、「卵巣がはれた状態」のことを指します。卵巣腫瘍は、袋状なら「卵巣のう腫」、塊状だと「充実性腫瘍」と名称が変わります。

「はれている」といわれたらドキッとしちゃいますが、袋状の卵巣のう腫はほとんどが良性。閉経後は消失していくことも多いですが、ときにがんを疑うような変化をしていくこともあるので、**もともとのう腫があった方は、経過観察が必要**です。

20代～40代までは、卵巣腫瘍のほとんどが卵巣のう腫ですが、排卵をしなくなった50歳以降になると、塊状の充実性腫瘍である割合が、６割にまで増えていきます。閉経後の充実性腫瘍は、「卵巣がん」にならないか、腫瘍マーカーなどの検査をしながら、主治医とよく相談してフォローしてもらいましょう。

おわりに

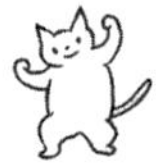

更年期の女性ホルモンの変化は、大きな荒い波のようです。卵巣から分泌されるエストロゲンはすごく多いときがあると思えば、急に低下して、その数日後にまた急上昇。この変化を大きな荒波だとすれば、閉経してしばらくすると波のない穏やかな凪の景色に変わります。この凪の時間に落ち着くまで、荒波をひとりで小さな船を漕いでいかなくてはいけないということはありません。大丈夫！　船が転覆しないように、助けてくれる海の妖精たちが大勢います。この本で知っていただけたことは、航海の路を示す海図。女性ヘルスケア専門医は海の妖精たち。よく見てみたら、ちょっと船が大きくなってて、一緒に乗り込んでしっかりあなたを抱きかかえてくれている人もいたりして。嵐のあとには、必ず穏やかな凪タイムがやってきます。でも、舵をとるのはあなたです。上手に船を操縦しながら進んでいきましょうね。

更年期は英語でClimactericと訳され、これはクライマックスという意味からきています。最高レベルからの分岐点という意味で、女性ホルモンが低下し始める時期を指しています。今や、人生100年時代ですから、このクライマックスは人生の中間地点。アフター更年期で人生を深く味わうために、今からできることを始めてみてはいかがでしょうか。背負っているたくさんのタスクを少しずつ減らして、自分のための時間をつくってみましょう。なんでもいいので、好き！　楽しい！と思えること、没頭できることを見つけられるといいですね。私の場合、音楽を聴くことやライブに行くことが大好きで、日々「推し活」にいそしんでおります。更年期以降はエストロゲンだけでなく、筋力、体力が落ちるので、運動を習慣化したいなと考えて、50の手習いではありますが、長く続けられそうなゴルフも始めました。小さい文字は見にくくなるし、夜はすぐに疲れちゃって眠くなるし、洋ナシ体型になってきちゃいましたが、そんな自分の体を愛おしく感じながら、メンテナンスしていこうと思っています。

更年期世代のみなさま。人生を重ねてきたからこその、直観の鋭さや許容できる心に誇りを持ちつつ、少し力の抜けたカッコいい人生の先輩になれるように、素敵に歩んでまいりましょう。

＊ 19　https://digital.asahi.com/articles/ASR916HG9R91UTIL033.html

■ 5 章
＊ 20　日本産科婦人科学会生殖・内分泌委員会「本邦における HRT の現状と副作用発現検討小委員会報告」『日本産婦人科学会雑誌』52,194-198(2000)
＊ 21　https://www.mhlw.go.jp/content/001066903.pdf
＊ 22　https://www.jpnsh.jp/general_salt_02.html より改変
＊ 23 ～ 26　https://locomo-joa.jp/check/locotre
＊ 27　https://ganjoho.jp/reg_stat/statistics/data/dl/index.html#a14

その他
https://helico.life/monthly/230910period-kiso/
https://www.nhk.or.jp/kenko/atc_438.html
https://www.nhk.or.jp/kenko/atc_335.html
https://www.nhk.or.jp/kenko/atc_318.html
https://www.otsuka.co.jp/pms-lab/three_components/equol.html
https://www.meiji.co.jp/meiji-shokuiku/know/know_milk/02/num01_02.html
https://www.sakigake.jp/news/list/kid/1687/
https://www.shaho-net.co.jp/suimin/04/index.html
https://www.matsusaka-med.jp/column/20211207.html
https://joshi.me-byo.com/dryoshikata/osteoporosis.html
https://www.shaho-net.co.jp/suimin/04/index.html

『女医が教える閉経の教科書』善方裕美・著（秀和システム）
『最新版 だって更年期なんだもーん 治療編』善方裕美・監修（主婦の友社）
『更年期の教科書』高尾美穂・著（世界文化社）
『MyAge』2023 冬号（集英社）

写真提供
株式会社アノワ、株式会社雄飛堂

参考文献・出典・資料

■ 1章

＊1　小山崇夫更年期婦人における漢方治療：簡略化した更年期指数による評価『産婦人科漢方研究のあゆみ』9. 30-34（1992）

＊2　https://www.mhlw.go.jp/content/000969166.pdf

＊3　『女医が教える閉経の教科書』善方裕美・著（秀和システム）より改変

■ 2章

＊4　https://www.nikkei.com/article/DGXZQOUD199R50Z11C22A2000000/

＊5　https://www.asahi.com/ads/whisper2020A/?cid=pre_pc

＊6　「DSM-5 精神疾患の診断・統計マニュアル」（医学書院）

＊7　『女医が教える閉経の教科書』善方裕美・著（秀和システム）より改変

＊8　https://www.nhk.or.jp/minplus/0029/topic063.html より改変

■ 3章

＊9　https://www.jmwh.jp/pdf/hrt-guid2017.pdf より改変

＊10『最新版 だって更年期なんだもーん　治療編』善方裕美・監修（主婦の友社）より改変

＊11　『女医が教える閉経の教科書』善方裕美・著（秀和システム）より改変

■ 4章

＊12　https://www.maff.go.jp/j/balance_guide/

＊13　https://www.e-healthnet.mhlw.go.jp/information/food/e-03-008.html

＊14　https://www.mhlw.go.jp/content/10904750/000586553.pdf

＊15　https://epi.ncc.go.jp/jphc/outcome/258.html

＊16　https://www.mhlw.go.jp/content/10904750/000586553.pdf より改変、https://www.asahi.com/relife/article/13243977

＊17　谷本芳美ほか「日本人の筋肉量の加齢による特徴」『日本老年医学海雑誌』47(1),52-57(2010)

＊18　Kripke, Daniel F. et al., “Mortality associated with sleep duration and insomnia” Arch Gen Psychiatry,59,131-136(2002).

【監修者略歴】

善方裕美（よしかたひろみ）
よしかた産婦人科院長 / 横浜市立大学産婦人科客員准教授
医学博士・日本産科婦人科学会専門医・女性ヘルスケア専門医・日本骨粗鬆症学会認定医。約 30 年前より、更年期障害に悩む女性に対し、カウンセリング・ホルモン補充療法・漢方治療をはじめ、食事・運動指導、鍼灸、理学療法、エクオールサプリなど代替療法も取り入れた多角的アプローチで診療をおこなう。また、厚生労働省の特設 Web コンテンツ「骨粗しょう症予防 骨活のすすめ」や NHK「きょうの健康」出演、自治体・学会主催の健康セミナーなどで更年期診療の認知を広める活動もしている。年間およそ 600 人の赤ちゃんが生まれる分娩施設の院長でもあり、何度お産に立ち会っても、いつも涙が出そうになる感動屋。特技は赤ちゃんのかわいいエコー写真を撮影すること。産婦人科医の夫との間に 3 人の娘がいる。趣味は音楽鑑賞、ライブ参戦。娘たちとフジロックフェスティバルでキャンプすることが目下、最大の楽しみ。

構成・編集協力＊アケミン
ブックデザイン＊白畠かおり
イラスト＊石川ともこ
校正＊くすのき舎

しんどいな……が続く人のための
「更年期の不安」をなくす本

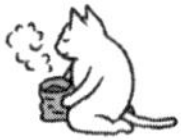

2024 年 6 月 10 日　第 1 刷発行

監修者　善方裕美
発行者　永岡純一
発行所　株式会社永岡書店
〒 176-8518
東京都練馬区豊玉上 1-7-14
代表　03 (3992) 5155　編集　03 (3992) 7191
D T P　センターメディア
印　刷　精文堂印刷
製　本　コモンズデザイン・ネットワーク

ISBN978-4-522-45424-4 C0176